U0274016

现代儿科常见病速查
XIANDAI ERKE CHANGJIANBING SUCHA

> 主编 申艳春 马 杰 王洪展 宋京霞

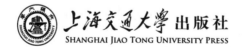

上海交通大学出版社
SHANGHAI JIAO TONG UNIVERSITY PRESS

内容提要

本书结合近年的儿科学研究成果,以儿科常见疾病的诊疗为中心进行编写,从多角度切入,详细阐述了儿科各类常见疾病的诊疗方案,能够指导医师更快地对疾病作出精确、快速的诊断。本书内容覆盖面广,体现了当今儿科疾病的诊疗水平,适合各级医疗机构的儿科医师阅读使用。

图书在版编目(CIP)数据

现代儿科常见病速查 / 申艳春等主编. --上海 :
上海交通大学出版社,2023.12
　ISBN 978-7-313-28816-5

　Ⅰ. ①现… Ⅱ. ①申… Ⅲ. ①小儿疾病－常见病－诊
疗 Ⅳ. ①R72

　中国国家版本馆CIP数据核字(2023)第100398号

现代儿科常见病速查
XIANDAI ERKE CHANGJIANBING SUCHA

主　　编：申艳春　马　杰　王洪展　宋京霞
出版发行：上海交通大学出版社　　　　　　　　　地　　址：上海市番禺路951号
邮政编码：200030　　　　　　　　　　　　　　　电　　话：021-64071208
印　　制：广东虎彩云印刷有限公司
开　　本：710mm×1000mm　1/16　　　　　　　经　　销：全国新华书店
字　　数：218千字　　　　　　　　　　　　　　印　　张：12.5
版　　次：2023年12月第1版　　　　　　　　　　插　　页：2
书　　号：ISBN 978-7-313-28816-5　　　　　　　印　　次：2023年12月第1次印刷
定　　价：198.00元

前 言

FOREWORD

　　伴随着经济的快速发展而出现的工业化、城市化和全球化给人们带来了新的健康问题，儿童健康也面临着许多新的问题和挑战，突出表现在环境因素、社会因素、人们的行为和生活方式对儿童健康产生的影响。与此同时，儿科疾病谱也在不断发生变化，慢性非传染性疾病在儿童发病率和病死率中所占比例越来越高。所以，即使医学诊断的准确性和及时性已经得到了很大的提高，临床医师仍需要通过详细地询问病史、进行仔细地体格检查和选择合适的辅助检查，才能对患儿作出最终诊断。

　　因此，在当今多因素致病的模式下，以往应对单一因素致病的传统的策略和处置方法，已经不能满足新的儿科疾病治疗需要。这就要求现代儿科医师不仅需要有疾病诊疗的能力，还需要有人际沟通能力，以帮助儿童恢复身心健康。为此，我们希望有一本书可以告诉读者面对儿科疾病能做什么，不能做什么，以保证治疗方法的安全、有效。所以，我们总结、归纳了儿科学的理论知识和积累多年的诊治经验，编写了这本《现代儿科常见病速查》。

　　本书旨在总结近年更新的儿科诊疗理论知识，将其与临床实际相结合，体现了现代临床儿科的诊疗思维模式与实践水平。首先，本书简单叙述了儿科学的基础知识，帮助读者夯实基础；然后，从病因、临床表现、辅助检查等方面入手，由浅入深地阐述了各类儿科常见病的诊断方法和治疗方案，并将近年来儿科学相关的研究进展融入其中，期望能够指导医师学习、掌握本学科领域的前沿知识。本书内容翔实,讲解通俗易懂,具有专业性、实用性,适合各级医疗机构的儿科医师及医学院校学生阅读使用。

在编写过程中,为了反映儿科疾病诊断、治疗、护理的最新动态,我们参考了近年国内外权威性、真实性较高的文献资料。然而,鉴于我们编写水平有限,加之编写时间紧迫,书中难免存在不足之处,望广大读者不吝指正,以便本书日臻完善。

《现代儿科常见病速查》编委会

2022 年 12 月

目 录

CONTENTS

第一章

小儿疾病常见症状

第一节 意识障碍

意识有两个组成部分,即意识内容及其"开关"系统。意识内容即大脑皮质功能活动,包括记忆、思维、定向和情感,还有通过语言、视听、技巧性运动及复杂的反应与外界保持密切联系的能力。意识的"开关"系统包括经典的感觉传导路径(特异性上行投射系统)和脑干网状结构(非特异性上行投射系统)。意识"开关"系统可激活大脑皮质并使之维持一定水平的兴奋性,使机体处于觉醒状态,从而在此基础上产生意识内容。正常小儿意识清醒,对自身能正确认识,对周围环境接触良好,定向力正常,对事物能做出正确的判断。大脑皮质弥漫性病变或意识"开关"系统受损时,可产生不同程度的意识障碍。

一、病因

全身性疾病及颅脑疾病均可导致意识障碍。

(一)急性感染

伤寒、斑疹伤寒、败血症、吸虫病、瑞氏综合征、中毒性菌痢、脑炎、脑膜脑炎、脑型疟疾等。

(二)内分泌与代谢障碍

甲状腺疾病、尿毒症、肝性脑病、肺性脑病、糖尿病酮症酸中毒、低血糖、胆红素脑病等。

(三)水、电解质平衡紊乱

水、电解质平衡紊乱包括低钠或高钠血症、低钾或高钾血症、低钙血症、低镁

1

血症或高镁血症、代谢性酸中毒等。

(四)心血管疾病

阵发性窦性心动过速、传导阻滞、病态窦房结综合征、高血压脑病、低血压脑病等。

(五)外源性中毒

安眠药、酒精、有机磷农药、一氧化碳、吗啡等中毒。

(六)物理性损害

中暑、触电、溺水、高山病、新生儿窒息等。

(七)颅脑疾病

(1)脑血液循环障碍:脑缺血、脑出血、蛛网膜下腔出血、脑栓塞、脑血栓形成。

(2)颅内占位性病变:脑肿瘤、硬膜外血肿、脑脓肿等。

(3)颅脑外伤:脑震荡、颅骨骨折等。

(4)癫痫。

二、病理与病理生理

任何一种类型的意识障碍,都有不同程度的脑水肿、脑缺氧、颅内压增高。

(一)脑水肿

1.脑血管源性脑水肿

感染、中毒、创伤、肿瘤、缺氧、代谢障碍等均可使脑毛细血管痉挛及内皮细胞损害,内皮细胞间紧接点开放,通透性增加,血-脑屏障功能下降,导致血浆向间质渗出增多,引起细胞外间质水肿,且白质水肿比灰质水肿更明显,有时则为病灶(如脓肿、肿瘤)周围水肿。

2.细胞毒性脑水肿

缺氧、中毒、低血糖、水中毒等均可使脑细胞膜和溶酶体膜的超微结构和代谢功能发生改变,通透性增加,同时三磷酸腺苷(ATP)生成减少,钠泵功能下降,导致脑细胞内水潴留,产生细胞内水肿或脑肿胀,包括脑细胞、星形胶质细胞及血管内皮细胞均可发生肿胀,但以弥漫性灰质损害为主。

此外,脑血管梗死可致缺血性脑水肿,阻塞性脑积水可使脑室周围发生间质水肿。

以上各类型的水肿可混合存在,有时有主次之分,也可互相转化。脑水肿常于8～12小时达到最高峰。

(二)脑缺氧

小儿脑重量为其自身体重的5%～10%,而脑血流量占心排血量的15%～20%,脑氧耗量占全身的20%～50%,脑内ATP可于10分钟内耗尽。由此可见,脑对缺血、缺氧、缺能是非常敏感的。正常体温下中枢神经各部位最大缺血耐受时间分别为大脑皮质3～4分钟(海马沟、大脑皮质耐受时间最短),基底节和中脑5～10分钟,小脑10～15分钟(浦肯野细胞、齿状核耐受时间最短),脑桥、延髓20～30分钟,脊髓45分钟。严重的脑组织缺血、缺氧可导致其不可逆性损害或脑死亡。新生儿对缺氧的耐受力比年长儿童大,可能与无氧代谢有关。

脑缺氧和脑水肿可互为因果,恶性循环。脑缺氧可致脑水肿,脑水肿后脑组织容积增大,而颅腔内容积相对固定,代偿作用有限,致使颅内静脉首先受压,血流回流受阻,进一步加重脑水肿,继之脑动脉受压,脑血流量下降,脑缺血、缺氧加剧,二氧化碳、乳酸堆积,脑血管继发扩张,致颅内压不断增高,并使脑组织向阻力最小处移位,形成脑疝,乃至死亡。

(三)颅内压增高

任何能引起颅内容物体积增加的病变都可以引起颅内压增高,导致意识障碍。造成颅内压增高的原因可以是颅内容物体积增加,如颅内占位性病变、颅内出血;也可以是脑脊液循环障碍,如颅内中线部位或小脑幕下占位性病变中期引起的梗阻性积水、脑膜炎晚期粘连或蛛网膜下腔出血的脑脊液吸收障碍引起的交通性脑积水;还可以是脑水肿所致,且脑水肿所致颅内压增高较常见。

三、临床表现

(一)意识障碍

1.嗜睡

嗜睡是最轻的意识障碍,患者处于病理的睡眠状态,但可被轻度刺激或言语所唤醒,醒后能回答问题,但反应较迟钝,回答简单而缓慢,停止刺激后又入睡。

2.意识模糊

意识模糊是比嗜睡深的一种意识障碍,患者有定向障碍,思维和语言也不连贯,可有错觉与幻觉、躁动不安、谵妄或精神错乱。意识模糊常见于急性重症感染(如伤寒)的高热期。

3.昏睡

昏睡是接近于不省人事的意识状态,患者处于熟睡状态,不易唤醒,虽在强烈刺激下(如压迫眶上神经、摇动患者身体等)可被唤醒,但很快又入睡。醒时答话含糊,或答非所问。

4.昏迷

昏迷是意识障碍最严重的阶段,也是病情危急的信号。按其程度大致可区分为以下几种。

(1)浅昏迷:意识大部丧失,无自主运动,对声、光刺激无反应,对疼痛刺激尚可出现痛苦的表情或肢体退缩等防御反应,角膜反射、瞳孔对光反射、眼球运动、吞咽反射、咳嗽反射等仍存在,呼吸、脉搏、血压一般无明显改变,可有大小便失禁。

(2)中度昏迷:对周围事物及各种轻微刺激无反应,对剧烈刺激有防御反应,角膜反射、瞳孔对光反射、咳嗽反射、吞咽反射均减弱,呼吸、血压、脉搏已有改变,大小便失禁。

(3)深昏迷:意识全部丧失,强刺激也不能引起反应,肢体常呈弛缓状态,深、浅反射均消失,偶有深反射亢进与病理反射出现,呼吸不规则、血压也有下降,大小便失禁,机体仅能维持最基本的功能。

此外,还有一种以兴奋性增高为主的高级神经中枢急性活动失调状态,称为谵妄。临床上表现为意识模糊、定向障碍、感觉错乱(幻觉、错觉)、躁动不安、言语杂乱。谵妄可发生在急性感染的发热期,也可见于某些药物中毒(如急性酒精中毒)、代谢障碍(如肝性脑病)、循环障碍或中枢神经疾病等。由于引起谵妄的病因不同,有些患者可以康复,有些患者则会发展为昏迷状态。

(二)几种特殊类型的意识障碍

1.去皮质综合征

去皮质综合征为意识丧失,但睡眠和觉醒周期存在的一种意识障碍,见于大脑皮质急性广泛性损害(如缺血缺氧性脑病、脑炎、中毒、外伤等)的恢复期。此时,脑干网状结构和皮质下的感觉传导路径因损伤轻而功能有所恢复,但大脑皮质因损伤重而功能尚未恢复。患者无意识,但有醒睡周期,醒时睁眼,睡时闭眼,可有瞬目反射、眼球转动、光反射、角膜反射,甚至咀嚼动作、吞咽及防御反射均存在。常有吸吮、强握等原始反射和病理反射出现;无自主运动和言语反应。大小便失禁,四肢肌张力增高,上肢呈屈曲强直,下肢呈伸性强直。如果四肢均呈伸性强直,称为去大脑强直。

2.无动性缄默症

无动性缄默症又称醒状昏迷、睁眼昏迷。临床表现与去皮质综合征相似,为脑干上行激活系统部分受损所致,无广泛性皮质损害。患者能注视周围事物,貌似觉醒,但缄默不语,无自主运动,无表情活动,意识内容丧失,但保留吞咽、咀嚼等反射活动,瞬目反射存在,对疼痛刺激有躲避反应,自主神经反应可反常,常有去大脑强直。

3.持续性植物状态

持续性植物状态也称植物人,为大脑皮质、皮质下及脑干广泛性受损所致,患者的基本生命功能持续存在,但无任何意识与心理活动。

四、伴随症状

(一)意识障碍伴发热

先发热然后有意识障碍,可见于急性感染,如病毒性脑炎、流行性脑脊髓膜炎、斑疹伤寒、伤寒、中毒性菌痢、脑型疟疾等。先有意识障碍然后发热,可见于脑出血、蛛网膜下腔出血、巴比妥类药物中毒等。

(二)意识障碍伴呼吸缓慢

意识障碍伴呼吸缓慢是呼吸中枢受抑制的表现,可见于吗啡类药物、巴比妥类药物、有机磷农药等中毒,以及银环蛇咬伤中毒。

(三)意识障碍伴瞳孔散大

意识障碍伴瞳孔散大可见于颠茄类药物、乌头碱、酒精、氧化物等中毒及低血糖状态等。

(四)意识障碍伴瞳孔缩小

意识障碍伴瞳孔缩小可见于吗啡类药物、巴比妥类药物、有机磷农药中毒等。

(五)意识障碍伴心动过缓

意识障碍伴心动过缓可见于颅内高压、房室传导阻滞,以及吗啡类药物、乌头碱、毒覃、鱼藤等中毒。

(六)意识障碍伴高血压

意识障碍伴高血压可见于高血压脑病、脑血管意外、肾炎等。

(七)意识障碍伴低血压

意识障碍伴低血压可见于各种原因的休克。

五、诊断

（一）问诊

应向患者家属或知情人了解发病前的情况,有无急性感染、糖尿病、肝病、肾炎、癫痫、颅脑外伤、误服毒物或麻醉药物等病史。

（二）体格检查

(1)测量体温、脉搏、血压,注意呼气中有无异常气味等。

(2)确定意识障碍的程度。

(3)检查瞳孔大小、两侧是否对称、对光反射、眼底有无改变。

(4)检查有无头颅外伤、耳鼻出血和咬伤等。

(5)检查有无深、浅反射,瘫痪,脑膜刺激征、病理反射等。

（三）辅助检查

血、尿、大便常规,有特征时做血糖、血氨、尿素氮、血气分析、血培养、脑脊液等检查,对怀疑服毒的病例,取残留可疑毒物、尿液、呕吐物、洗胃液等进行毒理分析。

有特征时做心电图、脑电图、脑 B 超、放射性核素扫描、CT、MRI 等检查。

六、鉴别诊断

临床上可以导致意识障碍的儿科疾病有很多,在此不可能全部介绍,现就一些典型疾病做有限的描述。

（一）感染中毒性脑病

感染中毒性脑病多见于急性传染病(如百日咳、白喉、痢疾、伤寒)和肺炎、败血症等疾病的极期及恢复早期。这些疾病可使有些患儿特别是婴幼儿因感染性中毒而出现脑损害,进而导致意识障碍。临床上除高热、头痛、呕吐外,还可出现烦躁不安或反应迟钝、惊厥、昏迷等。脑脊液压力高,常规和生化检查正常,少数患儿有白细胞数轻度增高。脑部症状多在感染控制后消失,如不合并中毒性肝炎,一般无肝大和肝功能障碍,可与瑞氏综合征相鉴别。

（二）瑞氏综合征

因为病毒感染,如流感病毒、水痘病毒、肠道病毒等,发病与机体的超敏反应有关。临床表现有呕吐、发热、嗜睡,反复惊厥乃至昏迷,呈去皮质状态,病理反射阳性,脑膜刺激征阴性。呼吸深长或过度换气,瞳孔忽大忽小,逐渐扩大,对光反射消失。肝脏轻或中度肿大,质地坚韧,黄疸少见。严重者因脑干功能严重障碍导致中枢性呼吸衰竭和脑疝而死亡。脑脊液压力增高,白细胞计数正常。转氨酶明显异常,血氨增高,凝血酶原时间延长,脑电图示非特异性弥漫性高幅波。本病临床以脑病症状为突出表现,肝大和转氨酶异常易被忽略而误诊。

(三)糖尿病性昏迷

糖尿病患儿由于胰岛素绝对或相对明显缺乏,糖、蛋白质、脂肪代谢严重紊乱,致使脑细胞内脱水,引起昏迷。急性感染也可诱发昏迷。昏迷患儿常有面色潮红,皮肤干燥,尿糖、尿酮体强阳性,血糖显著升高。

(四)低血糖昏迷

葡萄糖是脑组织获得能量的主要来源,脑内仅储存 2 g 葡萄糖,脑内葡萄糖主要来自血糖,当血糖降至 2.8 mmol/L 以下时,可出现意识障碍;当血糖降至 1 mmol/L 以下时,可出现脑功能突然丧失乃至昏迷,甚至出现不可逆损害。新生儿和未成熟儿血糖水平较低(2.2～3.9 mmol/L),但其脑内氧化酮体的酶活性较成人高,对缺糖有一定耐受性。儿童低血糖昏迷可见于应用胰岛素过量的糖尿病患儿或注射胰岛素后未及时进食者,重度营养不良、严重肝病、胰岛功能亢进患儿亦可出现低血糖昏迷。患者昏迷前常有心慌、出冷汗、复视、乏力等表现,偶有突然昏迷者。

(五)甲状腺危象

甲状腺危象是甲状腺功能亢进症(甲亢)患儿最严重的并发症,急性感染、甲亢症状尚未控制即做手术,碘治疗后,精神刺激等是主要诱因。临床表现为燥热、呼吸急促,以及食欲缺乏、恶心呕吐、腹泻等消化道症状,烦躁不安、谵妄、嗜睡、昏迷等神经症状。还可出现心律失常、电解质紊乱、循环衰竭等。

(六)尿毒症性昏迷

患儿有急、慢性肾功能不全的病史,临床上首先表现为精神不振、表情淡漠、乏力、眩晕、视力障碍、注意力不集中,继而出现嗜睡、谵妄、手足抽搐、震颤、惊厥,最后进入昏迷。患儿出现深大呼吸、瞳孔缩小、血尿、尿酸、肌酐升高,电解质及酸碱平衡紊乱时,应与急性或急进性肾炎伴高血压脑病相鉴别,根据病史、血压、代谢性酸中毒等情况一般不难鉴别。

(七)肝性脑病

病毒性肝炎、肝坏死、药物性肝损伤及肝脂肪变性等所致的肝功能严重受损时,常出现肝性脑病。食物和组织中氨基酸分解产生的氨主要在肝内合成尿素,由肾脏排出,肝脏代谢功能异常会导致血氨升高,若超过 117 $\mu mol/L$,氨通过血-脑屏障使脑代谢发生紊乱而导致昏迷。氨能抑制 ATP 的生成,促使脑细胞水肿。γ-氨基丁酸、5-羟色胺及短链脂肪酸增多,可促进代谢性脑病的形成。肝功能衰竭时,体内苯丙氨酸、酪氨酸等代谢产物经一系列酶的作用,可形成苯乙醇胺和酪胺等假性神经递质,竞争性替代脑干网状结构中的兴奋性神经递质去甲肾上腺素,因此,即使血氨不高,也可产生肝性脑病。假性神经递质还能替代多巴胺,使乙酰胆碱占优势,产生扑翼样震颤。

肝性脑病中,病毒性肝炎或中毒所致的急性肝脏衰竭所致肝性脑病发生急骤,慢性肝脏疾病肝功能衰竭期,昏迷发生较缓慢。临床表现有昏迷、呼吸衰竭、肺水肿、功能性肾功能不全(肝-肾综合征)等,肝功能明显受损,胆红素明显增高,胆酶常出现分离。昏迷前期如能掌握患儿的特点,即精神症状、扑翼样震颤和肝炎,常可对肝性脑病做出早期诊断。脑电图对肝性脑病诊断有一定价值,血氨升高对肝性脑病的诊断有很大帮助,但血氨正常不能排除肝性脑病。

(八)肺性脑病

肺部严重疾病时,由于缺氧、二氧化碳潴留及呼吸性酸中毒,可出现脑水肿、颅内压增高等表现,晚期发生昏迷。二氧化碳是脑血流的主要调节者,并因此影响颅内压力,肺性脑病时,二氧化碳对意识状态的影响与血二氧化碳分压升高的幅度和速度有关。通常二氧化碳分压在 13.3 kPa(100 mmHg)以上可引起昏迷,即所谓的“二氧化碳麻醉”,可伴抽搐。如血二氧化碳分压短时间内迅速升高,二氧化碳分压仅在 8.9 kPa(67 mmHg)即可引起昏迷。血二氧化碳分压急骤升高,症状出现快,相反,则症状出现慢。血二氧化碳分压升高造成昏迷和抽搐的主要原因是呼吸性酸中毒时脑细胞内液 pH 改变引起的细胞代谢紊乱。血气分析监测有助于诊断。

(九)心源性脑缺血综合征

阵发性室性心动过速、房室传导阻滞、病态窦房综合征均可引起心源性脑缺血综合征。它是由于心排血量显著减少,产生一过性脑缺血、缺氧所引起,表现为短暂的意识丧失,可有抽搐、面色苍白、血压下降、大小便失禁等。

(十)高血压脑病

当血压迅速升高至 24.0 kPa(180 mmg)以上时,脑血管自动调节失控,使脑血流量和颅内压急骤增加,继发脑水肿,形成高血压脑病。患儿出现视力障碍

（如视线模糊、暂时失明）、惊厥、昏迷及其他颅内高压的表现,常见于急性肾炎、急进性肾炎的极期和其他高血压状态。

(十一)一氧化碳中毒

一氧化碳在血液中与血红蛋白的亲和力比氧大 200～300 倍,其结合产物碳氧血红蛋白的解离又比氧合血红蛋白慢了 600 倍,这样,大量的一氧化碳进入人体必然导致血液携带氧能力大大降低,使组织发生急性缺氧,从而产生一系列的中毒症状,甚至死亡。

临床表现和中毒的严重程度,与环境中一氧化碳浓度高低及吸入时间长短有关。①轻度中毒:血中碳氧血红蛋白浓度为 10%～30%,表现为头晕、乏力、心悸、胸闷,脱离一氧化碳污染的环境呼吸新鲜空气后可迅速恢复正常。②中度中毒:血中碳氧血红蛋白浓度为 30%～40%,可有剧烈头痛、恶心呕吐、视力模糊及呼吸困难,愈后多无后遗症。③重度中毒:血中碳氧血红蛋白浓度为 40%～50%,此时,患儿皮肤黏膜樱红,神志不清,步态不稳,呼吸及心率加快,若碳氧血红蛋白浓度为 50%～70%,则出现惊厥、昏迷,而碳氧血红蛋白浓度超过 70%时,会出现呼吸中枢麻痹,心搏停止。重度中毒患儿如能恢复,多有严重后遗症。

(十二)巴比妥类中毒

本类药物为中枢抑制剂,一次摄入量超过催眠量的 10 倍即可引起急性中毒,实际吸收药量超过治疗量的 15 倍,则有致命危险。其中毒表现有昏睡、言语不清、呼吸浅表,随中毒的加重,患者逐渐陷入昏迷状态,各种反射消失,全身肌肉弛缓,瞳孔缩小,可发生肺水肿和坠积性肺炎,脉搏细速,严重者出现休克、严重的肝肾功能损伤,最终可因呼吸中枢麻痹、休克、长期昏迷并发肺部感染而死亡。

(十三)急性有机磷农药中毒

有机磷农药可经呼吸道、皮肤及消化道吸收而引起中毒,其作用机制是抑制胆碱酯酶活性而产生毒蕈样和烟碱样作用。毒蕈样作用包括呕吐、呼吸困难、多汗、流涎、肺部啰音、肺水肿、瞳孔缩小、心率增快及血压升高;此外尚有中枢神经系统症状,包括头痛、头晕、抽搐、昏迷等。小儿有机磷中毒的临床表现不典型,应注意详尽询问病史,阿托品试验治疗,血胆碱酯酶活性测定、分泌物和呕吐物有机磷鉴定有助于诊断。

(十四)亚硝酸盐中毒

当小儿食用变质的蔬菜后,其中的亚硝酸盐经过消化道吸收进入血液中,可将正常血红蛋白氧化为高铁血红蛋白,使其失去携氧能力。高铁血红蛋白为褐色,血中含量达 30 g/L 时即可出现发绀,此时组织缺氧尚不明显,故临床上见不到明显的呼吸困难。血中高铁血红蛋白量继续上升时,可出现头晕乏力、呼吸困难,重者血压下降、心律失常、昏迷、呼吸衰竭。根据病史、与呼吸困难不成比例的发绀、吸氧后发绀无好转、血液高铁血红蛋白定性试验阳性等即可确诊本病。

(十五)婴儿捂热综合征

本病寒冷季节常见,多见于农村,是由于过度保暖或捂闷过久所致的高热、大汗、缺氧、高渗性脱水、抽搐、昏迷和呼吸循环衰竭。新生儿尤为多见。捂热过久或保暖过度是发病的首要原因,实验室检查可见血钠和血浆渗透压升高,低氧和高碳酸血症、酸中毒等。本病起病急、发展迅速、易误诊误治,应与新生儿脱水热、肺炎合并呼吸衰竭、颅内感染、低血糖症等疾病鉴别。

(十六)流行性乙型脑炎(乙脑)

流行性乙型脑炎是乙脑病毒引起的急性中枢神经系统传染病,临床上以高热、意识障碍、惊厥为特征。本病潜伏期为 4～12 天,起病急骤,呈稽留热,体温常在 39 ℃,甚至更高,继而头痛、嗜睡、昏迷,约 2/3 患儿有意识障碍,持续 1～7 天,昏迷越久,预后越差。伴有惊厥、颅内高压症状,重者出现中枢性呼吸及循环衰竭,较大儿童有脑膜刺激征和病理征,深浅反射消失。病程 8～11 天后进入恢复期,部分患儿留有神经系统后遗症。凡是夏秋季(7、8、9 月)在乙脑流行区,患儿突然持续高热并有惊厥、昏迷等表现者应注意考虑本病,可做脑脊液检查、荧光素标记抗体乙脑病毒抗原检测等以确诊。

(十七)化脓性脑膜炎

流感嗜血杆菌和肺炎链球菌是化脓性脑膜炎的最常见致病菌。本病多为急性起病,其表现有发热、易激惹、头痛、呕吐、惊厥、意识障碍、脑膜刺激征阳性。脑脊液检查对鉴别诊断有非常重要的意义。

(十八)流行性脑脊髓膜炎(流脑)

冬春季发病,为脑膜炎双球菌引起的急性化脓性脑膜炎。其临床特征包括发热、头痛、呕吐、皮肤出血点或瘀斑、脑膜刺激征阳性、脑脊液化脓性改变及发现脑膜炎双球菌等。本病潜伏期一般为 2～3 天,病程分为呼吸道感染期、败血症期、脑膜炎期、反应期。神经系统症状主要见于脑膜炎期,重者出现昏迷乃至死亡。临床分普通型、暴发型(休克型、脑膜脑炎型、混合型),后者病情发展迅速,易出现昏迷,宜早期诊断、及时处理。

(十九)结核性脑膜炎

本病是小儿结核病最严重的类型,5 岁以内儿童多见,但 3 个月以内的婴儿少见。本病临床呈隐性或慢性起病,有发热、性格改变、头痛、呕吐、脑膜刺激征阴性、颅神经麻痹、偏瘫、惊厥、昏迷等。未接种卡介苗、有结核接触史、结核菌素试验阳性有助于诊断,脑脊液检查对确诊有十分重要的意义。脑脊液外观呈毛玻璃样,白细胞数多在 $500 \times 10^6/L$ 以下,蛋白质含量升高,糖和氧化物含量降低。

(二十)脑脓肿

本病是脑内的占位性病变,可源于头颅感染(如乳突炎、鼻窦炎),亦可由于血源性病菌进入脑内引起,或者是开放性颅脑外伤直接感染所致。临床表现有发热、感染中毒症状、头痛、呕吐、嗜睡、抽搐、昏迷、视盘水肿,或者神经系统局灶性体征。头颅 CT 或 MRI 对明确诊断有帮助。

(二十一)脑震荡

脑震荡为颅脑外伤后出现的暂时性的脑组织功能障碍,而无明显器质性病变。受伤后迅速出现短暂轻度意识障碍,甚至昏迷,同时还可有面色苍白、出冷汗、肌肉松弛、生理反射暂时性消失等"脑性休克"表现,但无神经系统定位特征,脑膜刺激征正常。神志清醒后上述症状消失,但有近事逆行性遗忘。少数年长儿可有一段时间的头晕、头痛、心悸、耳鸣、多汗、失眠、记忆力减退、情绪不稳等自主神经功能紊乱症状,一般称之为头伤后综合征或头伤后神经症。

七、治疗

(一)病因治疗

针对不同病因,进行抗感染或纠正代谢紊乱或针对性解毒等治疗。

(二)重症监护

有条件者在重症监护室进行监护,监测生命体征,保证患儿呼吸道通畅,加强呼吸道和全身护理,防止压疮。

(三)氧疗

维持动脉血氧分压在正常范围。颅内高压伴脑水肿者可酌情给予控制性过度换气,或应用机械呼吸使动脉血氧分压保持在 $3.3 \sim 4.0$ kPa($25 \sim 30$ mmHg),必要时可用高压氧舱。

(四)脱水剂的应用

可选用甘露醇或 3% 氯化钠。

(五)兴奋呼吸、循环中枢

用山梗菜碱、尼可刹米等。

(六)血管扩张剂

东莨菪碱具有解痉、镇静、兴奋呼吸中枢、改善脑微循环的作用,可适当选用,一般每次用0.03 mg/kg,可渐渐增至每次 0.15 mg/kg,静脉滴注,每 20 分钟一次。

(七)对症治疗

对症治疗包括降温、止惊,纠正水、电解质紊乱,纠正酸中毒等。

(八)促进脑细胞功能恢复药物

促进脑细胞功能恢复的药物包括中药、自由基消除剂与钙通道阻滞剂等,此外还有三磷酸腺苷(ATP)、细胞色素 C、肌苷、B 族维生素、维生素 C、γ-氨酪酸、胞磷胆碱、脑活素等,可酌情选用。

(九)营养

维持液体出入平衡,保持热量供应,可酌情给予流质饮食或静脉营养。

(十)康复

病情稳定的尽早给予康复治疗,以恢复智力及活动,减少后遗症。

第二节 发 热

发热指体温异常升高。正常体温小儿的肛温波动于 36.9～37.5 ℃,舌下温度比肛温低0.3～0.5 ℃,腋下温度为 36～37 ℃,个体的正常体温略有差异,一天内波动<1 ℃。发热指肛温＞37.8 ℃,腋下温度＞37.4 ℃,当肛温、腋下、舌下温度不一致时以肛温为准。因腋下、舌下温度影响因素较多,而肛温能真实反映体内温度。根据体温高低,将发热分为(均以腋下温度为标准):低热≤38 ℃,中度发热 38.1～39.0 ℃,高热 39.1～41.0 ℃,超高热＞41 ℃。发热持续 1 周左右为急性发热,发热病程＞2 周为长期发热。本节重点讨论急性发热。

发热是小儿最常见的临床症状之一,可由多种疾病引起。小儿急性发热的病因主要为感染性疾病,常见病毒感染和细菌感染。大多数小儿急性发热,为自限性病毒感染引起,预后良好,但部分为严重感染,可导致死亡。

一、病因

(一)感染性疾病

病毒、细菌、支原体、立克次体、螺旋体、真菌、原虫等病原引起的全身或局灶性感染,如败血症、颅内感染、泌尿系统感染、肺炎、胃肠炎等。感染性疾病仍是发展中国家儿童时期患病率高、病死率高的主要原因。

(二)非感染性疾病

1.变态反应及风湿性疾病

血清病、输液反应、风湿热、系统性红斑狼疮、川崎病、类风湿关节炎等。

2.环境温度过高或散热障碍

高温天气,衣着过厚或烈日下户外运动过度所致中暑,暑热症,先天性外胚层发育不良,家族性无汗无痛症,鱼鳞病等。

3.急性中毒

阿托品、阿司匹林、苯丙胺、咖啡因等。

4.代谢性疾病

甲状腺功能亢进症。

5.其他

颅脑外伤后体温调节异常、慢性间脑综合征、感染后低热综合征等。

二、发病机制及病理生理

正常人在体温调节中枢调控下,机体产热、散热呈动态平衡,以保持体温在相对恒定的范围内。在炎症感染过程中,外源性致热源刺激机体单核-巨噬细胞产生和释放内源性致热源(EP),包括白细胞介素(如 IL-1、IL-6)、肿瘤坏死因子(如 TNF-2)、干扰素(INF)及成纤维生长因子等。EP 会刺激丘脑前区产生前列腺素 E(PGE),后者作用于下丘脑的体温感受器,调高体温调定点,使机体产热增加、散热减少而发热。发热是机体的防御性反应,体温升高在一定范围内对机体有利,发热在一定范围可促进 T 细胞生成,增加 B 细胞产生特异抗体,增强巨噬细胞功能;发热还可直接抑制病原菌,减少其对机体损害。而另一方面发热增加了机体的消耗,体温每升高 1℃,基础代谢率增加 13%,心脏负荷增加;发热可致颅内压增高,体温每升高1℃,颅内血流量增加 8%。发热时消化功能减退,出现食欲缺乏、腹胀、便秘;高热可致烦躁、头痛、惊厥,重者昏迷、呕吐、脑水肿、超高热可使细胞膜受损及胞质内线粒体溶解、变性,加上细菌内毒素作用引起横纹肌溶解、肝肾损害、凝血障碍、循环衰竭等。

三、诊断

发热是多种疾病的表现,诊断主要依靠病史的采集和详细全面的体格检查及对某疾病的高度认知性。

(一)病史

重视流行病学资料:注意年龄、流行季节、传染病接触史、预防接种史、感染史。小儿感染热性疾病中,大多数为病毒感染(占 60%),而病毒感染常呈自限性过程,患儿一般情况良好,病毒性肠炎、脑膜炎则病情严重,细菌感染大多严重,为小儿危重症的主要原因。

1.发病年龄

不同年龄感染性疾病的发生率不同,年龄越小,发生严重的细菌感染的危险性越大,新生儿、婴儿感染中以细菌感染发生率高,且感染后易全身扩散,新生儿急性发热 12%～32%是严重感染所致,血培养有助病原诊断。2 岁以内婴幼儿发热性疾病中严重的细菌感染发生率为 3%～5%,主要为肺炎链球菌(占 60%～70%),流感嗜血杆菌(占 2%～11%),其他如金黄色葡萄球菌、沙门菌等,另外泌尿系统感染也常见。

2.传染病史

对发热患儿应询问周围有无传染病发病及与感染源接触史,有助于诊断。如粟粒性结核患儿有开放性肺结核患儿密切接触史;冬春季节,伴皮疹,警惕麻疹、流脑。近年来发生的各种新病毒感染,如严重急性呼吸综合征(SARS)、禽流感、肠道病毒 71 型感染(手足口病)、甲型流感 H1N1 感染,均有强传染性,且部分患儿可发生严重后果,流行疫区生活史、传染源及其接触史很重要,须高度警惕。

(二)机体免疫状态

机体免疫状态低下如营养不良、患慢性消耗性疾病、患免疫缺陷病、长期服用免疫抑制剂、化疗后骨髓抑制、骨髓移植后患儿易发生细菌感染,发生严重感染和机会性条件致病菌感染如真菌感染、卡氏肺孢子菌感染等的危险风险大。

(三)病原体毒力

细菌感染性疾病中军团菌性肺炎、耐药金黄色葡萄球菌、产超广谱 β-内酰胺酶革兰阴性耐药菌感染往往病情较重;而变异的新型病毒如冠状病毒(引起SARS)、禽流感病毒、肠病毒71型(肠炎、手足口病)、汉坦病毒(引起流行性出血热)可致多器官功能损害,病情凶险。

(四)发热时机体的状况

发热的高低与病情轻重不一定相关,如高热惊厥,患儿常一般情况良好,预后好,但脓毒症时,即使体温不很高,但一般情况差,中毒症状重,预后差。有经验的临床医师常用中毒症状或中毒面容来形容病情危重,指一般状况差、面色苍白或青灰、反应迟钝、精神萎靡,以上现象提示病情笃重,且严重细菌感染可能性大。对所有发热患儿应测量和记录体温、心率、呼吸频率、毛细血管充盈时间,还要注意观察皮肤和肢端颜色、行为反应状况及有无脱水表现。英国学者Martin Richardson、Monica Lakhanpaul等提出了对5岁以下发热患儿评估指南(表1-1)。

表1-1　5岁以下发热儿童危险评估

项目	低危	中危	高危
颜色	皮肤、口唇、舌颜色正常	皮肤、口唇、舌颜色苍白	皮肤、口唇、舌颜色苍白,有斑点,呈青色或蓝色
活动	对刺激反应正常,满足或有笑容,保持清醒或清醒迅速,正常哭闹或不哭闹	对刺激反应迟缓,仅在延长刺激下保持清醒,不笑	对刺激无应答,明显病态,不能倍唤醒或不能保持清醒,衰弱,尖叫或持续哭闹
呼吸	正常	鼻翼翕动,呼吸急促:呼吸频率>50次/分(6~12个月龄),呼吸频率>40次/分(>12个月龄),血氧饱和度<95%,肺部听诊湿啰音	呼吸急促:任何年龄>60次/分,中重度的胸部凹陷
含水量	皮肤、眼睑无水肿,黏膜湿润	黏膜干燥,皮肤弹性降低,难喂养,毛细血管再灌注时间>3秒,尿量减少	皮肤弹性差
其他	无中危、高危表现	持续发热>5天,肢体或关节肿胀,新生肿块直径>2 cm	体温:0~3个月龄>38 ℃,3~6个月龄>39 ℃,出血性皮疹,囟门膨隆、颈强直,癫痫持续状态,有神经系统定位体征,局灶性癫痫发作,呕吐胆汁

注:将以上评估结果比作交通信号灯,则低危是绿灯,中危是黄灯,而高危是红灯。临床可依此对患儿做出相应检查和处理。

（五）发热的热型

根据发热特点分为以下几种。

1.稽留热

体温恒定在 40 ℃以上达数天或数周,24 小时内体温波动范围不超过 1 ℃。常见于大叶性肺炎、斑疹伤寒、伤寒高热期。

2.弛张热

体温常在 39 ℃以上,波动幅度大,24 小时体温波动超过 2 ℃,且都在发热水平。常见于败血症、风湿热、重症肺结核及化脓性炎症等。

3.间歇热

体温骤升达高峰后持续数小时又迅速降至正常水平,无热期可持续一天至数天,发热期与无热期反复交替出现。常见于急性肾盂肾炎、痢疾等。

4.波状热

体温逐渐上升达 39 ℃以上,数天后又逐渐下降至正常水平,持续数天后又逐渐升高如此反复多次。常见于布鲁菌病。

5.回归热

体温骤升至 39 ℃或更高,持续数天后又骤降至正常水平,高热期与无热期各持续若干天后,规律性交替一次。常见于霍奇金病等。

6.不规则热

体温曲线无一定规律。常见于结核、风湿热、渗出性胸膜炎等。

因不同的发热性疾病常具有相应的热型,病程中热型特点有助于临床诊断,但由于抗生素广泛或早期应用、退热剂及糖皮质激素的应用的影响,热型可变得不典型或不规则,应注意不能过分强调热型的诊断意义。

（六）症状、体征

不同的症状、体征常提示疾病的定位,小儿急性发热中,急性上呼吸道感染是最常见的疾病,占儿科急诊首位,而绝大多数为病毒性感染,表现发热、流涕、咳嗽、咽部充血、精神好,外周血白细胞总数和中性粒细胞数及 C 反应蛋白(CRP)均不增高。咳嗽、肺部啰音提示肺炎;呕吐、腹泻提示胃肠炎;发热伴面色苍白,要注意有无出血、贫血;发热时前胸、腋下有出血点及瘀斑,要警惕流行性脑膜炎或弥散性血管内凝血;黏膜、甲床瘀点伴心脏杂音或有心脏病史者杂音发生变化时,要警惕心内膜炎;有骨关节疼痛者要注意化脓性关节炎、化脓性骨髓炎、风湿热、白血病、肿瘤;淋巴结肿大;要考虑淋巴结炎、川崎病、传染性单核细胞增多症、白血病、淋巴瘤等;发热伴抽搐要考虑热性惊厥、中毒性痢疾、颅内感染等。值得注意的是在采集病史和体格检查后,约 20% 的发热儿童没有明显感染定位灶,而其中少数为隐匿感染,包括隐匿性菌血症、隐匿性肺炎、隐匿性泌尿系统感染,极少数为早期细菌性脑膜炎。

四、与危重症相关的情况

(一)发热伴有呼吸障碍

肺炎是儿童多发病常见病,也是发展中国家 5 岁以下儿童死亡主要原因之一,占该年龄小儿死亡总人数的 19%,肺炎的主要病原菌为细菌、病毒、肺炎支原体、肺炎衣原体等,重症感染多为细菌性感染,主要病原菌为肺炎链球菌、流感嗜血杆菌,也有金黄色葡萄球菌及革兰阴性菌等。临床最早表现为呼吸障碍,包括呼吸急促和呼吸困难:呼吸急促指新生儿>60 次/分,1 岁以内者>50 次/分,1 岁以上者>40 次/分;呼吸困难指呼吸费力、呼吸辅助肌也参与呼吸活动,并有呼吸频率、深度与节律改变,表现为鼻翼翕动、三凹征、点头呼吸、呼吸伴呻吟、喘息、呼气延长等。当发热出现发绀、肺部体征、呼吸障碍时,或 2 岁以内患儿虽无肺部体征只要血氧饱和度<95%,均提示有肺部病变,胸部 X 线片可了解肺部病变,血气分析有助于呼吸功能判断。

(二)发热伴循环障碍

皮肤苍白、湿冷、花纹,毛细血管充盈时间延长,脉搏细弱,尿量减少,血压下降均提示循环障碍,要警惕心功能不全、休克存在,伴腹泻者多为低血容量休克,伴细菌感染者则为感染性休克。

(三)严重脓毒血症

脓毒血症是感染引起的全身炎症反应综合征(SIRS),当脓毒血症合并休克或急性呼吸窘迫综合征(ARDS)或两个及以上其他脏器功能障碍即为严重脓毒血症。严重脓毒血症病原菌以细菌为主,其中葡萄球菌最多,其次为肺炎链球菌和铜绿假单胞菌,而致死率最高的是肺炎链球菌。临床以菌血症、呼吸道感染多见,其次为泌尿系统感染、腹腔感染、创伤、皮肤感染。所有感染中致死率最高的是心内膜炎和中枢神经系统感染。凡有中性粒细胞减少、血小板减少,应用免疫抑制剂、化疗药物、动静脉置管等感染高危因素的患儿,一旦发热应警惕脓毒血症,血液肿瘤患儿发生脓毒血症时病死率>60%。

(四)严重中枢神经系统感染

中枢神经系统感染常有发热、抽搐、昏迷等表现,最常见的中枢神经系统感染为化脓性脑膜炎、病毒性脑膜炎、结核性脑膜炎,均表现为前囟饱满、颈项强直、意识障碍、抽搐或癫痫持续状态。化脓性脑膜炎:新生儿以金黄色葡萄球菌为主要致病菌,<3个月婴儿以大肠埃希菌为主要致病菌,婴幼儿以肺炎链球菌、流感嗜血杆菌、脑膜球菌为主要致病菌;年长儿主要为脑膜炎双球菌和肺炎链球菌感染。病毒性脑膜炎以柯萨奇病毒和埃可病毒感染最常见,夏秋季多见;乙型脑炎夏季多见;腮腺炎病毒脑膜炎冬春季多见;而单纯疱疹脑膜炎无明显季节性。结核性脑膜炎多发生于<3岁未接种卡介苗婴幼儿,在结核感染后1年内发生。

(五)感染性心肌炎

感染性心肌炎是感染性疾病引起的心肌局限或弥漫性炎性病变,为全身疾病的一部分,心肌炎最常见的病因是腺病毒、柯萨奇病毒A和B、埃可病毒和巨细胞病毒。此外,人类免疫缺陷病毒(HIV)也可引起心肌炎。典型心肌炎表现有呼吸道感染症状,发热、咽痛、腹泻、皮疹、心前区不适,严重的腹痛、肌痛。重症者或新生儿病情凶险,可在数小时至2天内暴发心力衰竭、心源性休克,表现为烦躁不安、呼吸困难、面色苍白、末梢发绀、皮肤湿冷、多汗、脉细数、血压下降、心音低钝、心动过速、奔马律、心律失常等,可致死亡。

(六)泌尿系统感染

泌尿系统感染是小儿常见的感染,尤其7岁以内儿童多见,严重的泌尿系统感染可引起严重脓毒症而危及生命。泌尿系统感染大多数由单一细菌感染,混合感染少见,病原菌主要是大肠埃希菌,占60%~80%,其次为变形杆菌、克雷伯菌、铜绿假单胞菌,也有革兰阳性球菌如肠球菌、葡萄球菌等,新生儿B族链球菌占一定比例,免疫功能低下者,可发生真菌感染。此外,沙眼衣原体、腺病毒也可引起感染。年长儿常有典型尿路刺激症状;低年龄儿常缺乏典型泌尿系统症状,只有发热、呕吐、黄疸、嗜睡或易激惹表现;多数小儿尤其2岁以内婴幼儿,发热是唯一症状,而尿检有菌尿改变。泌尿系统感染患儿原发性膀胱输尿管反流率达30%~40%,值得临床注意,凡泌尿系统感染者应在专科医师指导下做进一步影像学检查:超声检查、静脉肾盂造影(IVP)、排泄性肾盂造影(VCUG)和放射性核素显影等。

(七)人禽流感病毒感染

在我国,甲型禽流感病毒(H5N1亚型)感染是鸟类的流行病,可引起人类致病,其病死率高。由鸟禽直接传播给人是人感染H5N1的主要形式,世界卫生组织（WHO）指出,12 岁以下儿童最易感染禽流感。人感染禽流感,其潜伏期一般为 2～5 天,最长达 15 天,感染后病毒在呼吸道,主要是下呼吸道进行复制,可播散至血液、脑脊液。临床特点:急性起病,早期表现为其他流感症状,常见结膜炎和持续高热,热程为 1～7 天,可有呼吸道症状和消化道症状。50％患儿有肺实变体征,典型者常迅速发展为以呼吸窘迫综合征（ARDS）为特征的重症肺炎,值得注意的是儿童感染后,肺部体征常不明显,甚至疾病进入典型重症肺炎阶段,临床也会仅表现为上呼吸道感染症状而缺乏肺炎体征。少数患儿病情迅速发展,呈进行性肺炎、呼吸衰竭、肺出血、胸腔积液、心力衰竭、肾衰竭等多脏器功能衰竭,病死率达 30％～70％。有以下情况者预后不佳:白细胞减少,淋巴细胞减少,血小板轻度减少和转氨酶、肌酸、磷酸激酶升高,低蛋白血症和弥散性血管内凝血（DIC）。

(八)手足口病

由柯萨奇 A16（也可由 A5、A10 等型）及肠道埃可病毒 71 型（EV71）引起流行,近年来在亚太地区及我国流行的手足口病部分由 EV71 感染所致,病情凶险,除手足口病变外易引起严重并发症,以脑损害多见,可引起脑膜炎、脑干脑炎、脑脊髓炎;引起神经源性肺水肿表现为急性呼吸困难、发绀、进行性低氧血症,胸部 X 线片示双肺弥漫渗出改变;引起神经源性心脏损害可出现心律失常、心脏受损功能减退、循环衰竭。临床表现:①可见有手足口病表现,急性起病,手足掌、膝关节、臀部有斑丘疹或疱疹,口腔黏膜有疱疹,同时伴肌阵挛、脑炎、心力衰竭、肺水肿;②生活于手足口病疫区,无手足口病表现,即皮肤、手足掌及口腔未见疱疹、皮疹,但发热伴肌阵挛或并发脑炎、急性弛缓性麻痹、心力衰竭、肺水肿,应及早诊断早治疗。对手足口病伴发热患儿应密切观察病情变化,若出现惊跳、肌阵挛或肌麻痹、呼吸改变,病情可能迅速恶化危及生命,应及时送医院抢救。

五、实验室检查

(一)依患儿危重程度选择有关实验室检查

(1)低危:①查尿常规以排除尿路感染;②不必做血液检查或胸部 X 线片。

(2)中危:①尿常规;②血常规、CRP;③血培养;④胸部 X 线片(T＞39 ℃和(或)白细胞计数＞$20×10^9$/L 时);⑤脑脊液检查(＜1 岁)。

(3)高危:①尿常规;②血常规;③血培养;④胸部 X 线片;⑤脑脊液检查;⑥血电解质;⑦血气分析。

(二)实验室检查项目

(1)外周血白细胞总数、中性粒细胞比例和绝对值升高,若同时测血清 CRP 升高,多提示细菌感染,当白细胞计数>20×10^9/L,提示严重细菌感染。

(2)CRP 在正常人血中微量存在,当细菌感染引发炎症或组织损伤后 2 小时即升高,24~48 小时达高峰,临床上常作为区别细菌感染和病毒感染的指标。CRP>20 mg/L 提示细菌感染。CRP 升高幅度与细菌感染程度正相关,临床上 CRP>100 mg/L 提示严重细菌感染。CRP<5 mg/L 不考虑细菌感染。血液病、肿瘤、自身免疫性疾病也可导致 CRP 增高。

(3)血降钙素原(PCT):PCT 被公认为鉴别细菌感染和病毒感染的可靠指标,其敏感性和特异性均较 CRP 高,正常人血清中的水平极低,当细菌感染时,PCT 水平即升高,升高程度与细菌感染严重程度呈正相关,而病毒感染时 PCT 不升高或仅轻度升高。PCT>0.5 mg/L 提示细菌感染,局部或慢性感染只有轻度升高,全身性细菌感染才大幅度升高,PCT 也是细菌感染早期的诊断指标和评价细菌感染严重程度的指标。

(4)尿常规:发热但无局灶性感染的 2 岁以内患儿,常规进行尿常规检查,尿沉渣每高倍视野白细胞>5 个提示细菌感染。

(5)脑脊液检查:发热但无局灶性感染的 1 岁以内患儿,常规进行脑脊液检查,脑脊液白细胞数增加提示细菌感染。

(三)实验室检查指标

(1)发热婴儿低危标准如下。临床标准:既往体健,无并发症,无中毒症状,经检查无局灶感染。实验室标准:外周血白细胞计数在$(5\sim15)\times10^9$/L,杆状核<1.5×10^9 或中性杆状核/中性粒细胞<0.2,尿沉渣革兰染色阴性或每高倍视野尿沉渣白细胞计数<5 个,腹泻患儿大便白细胞计数<5 个,脑脊液白细胞计数<8×10^9/L,革兰染色阴性。

(2)严重细菌感染筛查标准:①外周血白细胞计数>15×10^9/L;②每高倍视野尿沉渣白细胞>10 个;③脑脊液白细胞计数>8×10^6/L,革兰染色阳性;④胸部 X 线片有浸润。

六、发热的处理

发热如不及时治疗,极易引起高热惊厥,将给小儿身体带来一定损害,一般当体温(腋温)>38.5 ℃时予退热剂治疗,WHO 建议当小儿腋温>38 ℃时应采用安全有效的解热药治疗。

(一)物理降温

物理降温包括降低环境温度,温水浴,冷盐水灌肠,以及使用冰枕、冰帽和冰毯等。新生儿及小婴儿退热主要采取物理降温,如解开衣被、将其置22～24 ℃室内或温水浴。物理降温时按热以冷降,冷以温降的原则,即高热伴四肢热、无寒战者予冷水浴、冰敷等降温,而发热伴四肢冰冷、畏寒、寒战者予30～35 ℃温水或30%～50%的温酒精擦浴,至皮肤发红转温。

(二)药物降温

物理降温无效时,可用药物降温,儿童解热药应选用疗效明确、可靠安全、不良反应少的药物,常用对乙酰氨基酚、布洛芬、阿司匹林等。

1.对乙酰氨基酚

对乙酰氨基酚又名扑热息痛,为非那昔丁的代谢产物,是WHO推荐作为儿童急性呼吸道感染所致发热的首选药。剂量为每次10～15 mg/kg,4～6小时可重复使用,每天不超过5次,疗程不超过5天,<3岁1次最大量<250 mg。服药30～60分钟血浓度达高峰,不良反应少,但肝肾功能不全或大量使用者可出现血小板计数减少、黄疸、氮质血症。

2.布洛芬

布洛芬是环氧化酶抑制剂,是美国食品药品监督管理局(FDA)唯一推荐用于临床的非甾体抗炎药。推荐剂量为每次5～10 mg/kg。每6～8小时1次,每天不超过4次。该药口服吸收完全,服药后1～2小时血浓度达高峰,半衰期1～2小时,心功能不全者慎用,有尿潴留、水肿、肾功能不全者可发生急性肾衰竭。

3.阿司匹林

阿司匹林是应用最广泛的解热镇痛抗炎药,因不良反应比对乙酰氨基酚大得多,故WHO不推荐3岁以下婴幼儿呼吸道感染时应用,目前不作为常规解热药使用,主要用于风湿热、川崎病等。剂量为每次5～10 mg/kg,发热时服1次,每天不超过4次。不良反应:用量大时可引起消化道出血,某些情况下可引起瑞氏综合征(如患流感、水痘时)、过敏者哮喘、皮疹。

4.阿司匹林赖氨酸盐

阿司匹林赖氨酸盐为阿司匹林和赖氨酸复方制剂,用于肌内、静脉注射。特点:比阿司匹林起效快、作用强,剂量为每次10～25 mg/kg,不良反应少。

5.萘普生

解热镇痛抗炎药,解热作用为阿司匹林的22倍。剂量为每次5～10 mg/kg,

每天 2 次。服药后 4 小时血浓度达高峰,半衰期 13～14 小时,适用于贫血、胃肠疾病或其他原因不能耐受阿司匹林、布洛芬的患儿。

6.类固醇抗炎退热药

类固醇抗炎退热药又称肾上腺糖皮质激素,通过非特异性抗炎、抗毒作用,抑制白细胞致热源生成及释放,并降低下丘脑体温调节中枢对致热源的敏感性而起退热作用,同时减轻临床不适症状。但因为:①激素可抑制免疫系统,降低机体抵抗力,诱发和加重感染,如结核、水痘、带状疱疹等;②在病因未明前使用激素可掩盖病情,延误诊断治疗,如急性白血病患儿骨髓细胞学检查前使用激素,可使骨髓细胞形态不典型而造成误诊;③激素退热易产生依赖性。故除对超高热、脓毒症、脑膜炎、无菌性脑炎或自身免疫性疾病可使用糖皮质激素外,对病毒感染应慎用,严重变态反应和全身真菌感染禁用。必须指出的是,糖皮质激素不应作为普通退热药使用,因其对机体是有害的。

7.冬眠疗法

超高热、脓毒症、严重中枢神经系统感染伴有脑水肿时,可用冬眠疗法:氯丙嗪＋异丙嗪首次按 $0.5～1.0 \, mg/kg$,首次静脉滴注半小时后,若脉率、呼吸均平稳,可用等量肌内注射 1 次,待患儿沉睡后,加冰袋降温,对躁动的患儿可加镇静剂,注意补足液体,维持血压稳定。2～4 小时体温下降至 35～36 ℃(肛温),一般每 2～4 小时重复给冬眠合剂 1 次。

注意:退热剂不能预防热性惊厥,不应以预防惊厥为目的使用退热剂。通常不宜几种退热剂联合使用或交替使用,只在首次用退热剂无反应时,考虑交替用 2 种退热剂。没有感染指征或单纯病毒感染不应常规使用抗菌药物。急性重症感染或脓毒症时,宜早期选用强力有效抗菌药物,尽早静脉输注给药,使用强力有效抗菌药物后才能使用激素,且在停用抗菌药物前先停用激素。

第三节 发　　绀

发绀是指血液中脱氧血红蛋白增多使皮肤和黏膜呈青紫色改变的一种表现,也称为紫绀。这种改变常发生在皮肤较薄、色素较少和毛细血管较丰富的部位,如口唇、指(趾)、甲床等。

一、发病机制

发绀是由于血液中脱氧血红蛋白的绝对量增加导致的。当毛细血管内的还原血红蛋白超过 50 g/L 时皮肤和黏膜可出现发绀。但临床上发绀并不总是代表缺氧，缺氧也不一定都会导致发绀。若患儿血红蛋白大于 180 g/L 时，即使在机体的氧含量正常且不至于缺氧的情况下，如果存在有 50 g/L 以上的脱氧血红蛋白亦可出现发绀。而严重贫血(血红蛋白<60 g/L)时，即使所有的血红蛋白都氧合了，但是血红蛋白总量仍不足以为正常代谢运输足够的氧，即使不发绀也会缺氧。临床上，在血红蛋白浓度正常的患儿如 SaO_2<85%(相当于 22.5 g/L 的血红蛋白未饱和)时，发绀却已经很明显。近年来也有临床观察资料显示：在轻度发绀的患儿中，有 60% 的患儿其 SaO_2>85%。故而，在临床上所见发绀并不能完全确切反映动脉血氧下降的情况。

二、病因与分类

根据引起发绀的原因可将其做如下分类。

(一)血液中脱氧血红蛋白增加(真性发绀)

1.中心性发绀

此类发绀的特点表现为全身性，除四肢及颜面外也可累及躯干的皮肤和黏膜。受累部位的皮肤是温暖的。发绀的原因多由心、肺疾病引起呼吸功能衰竭、通气与换气功能障碍、肺氧合作用不足，使 SaO_2 水平降低所致。一般可分为以下几种。

(1)肺性发绀：由于呼吸功能不全、肺氧合作用不足所致。常见于各种严重的呼吸系统疾病。常见病因有以下几种。①呼吸道梗阻：如新生儿后鼻孔闭锁、胎粪吸入、先天性喉、气管畸形、急性喉炎、惊厥性喉痉挛、气道异物、血管环或肿物压迫气管、溺水及变态反应时支气管痉挛等；②肺部及胸腔疾病：以重症肺炎最常见，其他疾病如新生儿呼吸窘迫综合征、支气管肺发育不良、毛细支气管炎、肺水肿、肺气肿、肺不张、胸腔积液、气胸及膈疝等；③神经及肌肉疾病：中枢性呼吸抑制可引起呼吸暂停而致发绀，如早产儿中枢发育不成熟、新生儿围产期缺氧、低血糖、重症脑炎、脑膜炎、肺水肿、颅内压增高及镇静剂(如苯巴比妥)过量等。呼吸肌麻痹时也可致发绀，如感染性多发性神经根炎、重症肌无力及有机磷中毒等。

(2)心性发绀：由于异常通道分流，使部分静脉血未通过肺进行氧合作用而入体循环动脉，如分流量超过心排血量的 1/3，即可出现发绀。常见于右向左分流的发绀型先天性心脏病，如法洛四联症、大动脉转位、肺动脉狭窄、左心发育不

23

良综合征、单心房、单心室、动脉总干、完全性肺静脉连接异常、持续胎儿循环及动静脉瘘等。只有下肢发绀时,应考虑主动脉缩窄位于动脉导管前。此类疾病吸入 100% 氧后发绀不能缓解。心脏体征阳性、X 线检查及彩色多普勒超声心动图检查有助于诊断。

(3)大气氧分压低:如高原病、密闭缺氧等。

2.周围性发绀

此类发绀常由于周围循环血流障碍所致。其特点表现为肢体的末端与下垂部位发绀。这些部位的皮肤发冷,但若给予按摩或加温,发绀可减退。此特点可作为与中心性发绀的鉴别点。此型发绀可分为以下几种。

(1)淤血性周围性发绀:常见于引起体循环淤血、周围血流缓慢的疾病,如右心衰竭、渗出性心包炎、缩窄性心包炎、心脏压塞、血栓性静脉炎、上腔静脉阻塞综合征、下腔静脉曲张等。

(2)缺血性周围性发绀:常见于引起心排血量减少的疾病和局部血流障碍性疾病,如严重休克、暴露于寒冷中和血栓闭塞性脉管炎、雷诺病、肢端发绀症、冷球蛋白血症等。

3.混合性发绀

中心性发绀与周围性发绀同时存在。可见于心力衰竭等。

(二)血液中存在异常血红蛋白衍生物(变性血红蛋白血症)

血红蛋白分子由珠蛋白及血红素组成,血红素包括原卟啉及铁元素,正常铁元素是二价铁(Fe^{2+}),具有携氧功能,而出现变性血红蛋白血症时,三价铁(Fe^{3+})的脱氧血红蛋白增多,失去携氧能力,则称为高铁血红蛋白血症。

1.高铁血红蛋白血症

由于各种化学物质或药物中毒引起血红蛋白分子中二价铁被三价铁所取代,失去结合氧的能力。当血中高铁血红蛋白量达到 30 g/L 时可出现发绀。常见于苯胺、硝基苯、伯氨喹、亚硝酸盐、磺胺类、非那西丁及苯胺染料等中毒所致的发绀。其特点是突然出现发绀,抽出的静脉血呈深棕色,虽给予氧疗但发绀不能改善,只有给予静脉注射亚甲蓝或大量维生素 C,发绀方可消退,用分光镜检查可证实高铁血红蛋白血症。由于大量进食含亚硝酸盐的变质蔬菜而引起的中毒性高铁蛋白血症,也可出现发绀。

2.先天性高铁血红蛋白血症

自幼即有发绀,而无心、肺疾病及引起异常血红蛋白的其他原因,有家族史,身体一般状况较好。①遗传性 NADH 细胞色素 B 还原酶缺乏症:此酶在正常情况下能将高铁血红蛋白转变为正常血红蛋白,该酶先天缺乏时血中高铁血红蛋白增多,可高达50%,属常染色体隐性遗传疾病,发绀可于出生后即发生,也可迟至青少年时才出现。②血红蛋白M病(HbM):是常染色体显性遗传疾病。属异常血红蛋白病,是构成血红蛋白的珠蛋白结构异常所致,这种异常HbM不能将高铁血红蛋白还原为正常血红蛋白而引起发绀。

3.硫化血红蛋白血症

此症为后天获得性。服用某些含硫药物或化学品后,使血液中硫化血红蛋白达到5 g/L(0.5 g/dL)即可发生发绀。凡引起高铁血红蛋白血症的药物或化学成分几乎都能引起本病。但一般认为本病患儿须同时有便秘或服用含硫药物并在肠内形成大量硫化氢的先决条件。发绀的特点是持续时间长,可达数月以上,血液呈蓝褐色,分光镜检查可证明有硫化血红蛋白的存在。与高铁血红蛋白血症不同,硫化血红蛋白呈蓝褐色。高铁血红蛋白血症用维生素C及亚甲蓝治疗有效,而硫化血红蛋白无效。

三、伴随症状

(一)发绀伴呼吸困难

发绀伴呼吸困难常见于重症心、肺疾病及急性呼吸道梗阻、大量气胸等,而高铁血红蛋白血症虽有明显发绀,但一般无呼吸困难。

(二)发绀伴杵状指(趾)

发绀伴杵状指(趾)提示病程较长,主要见于发绀型先天性心脏病及某些慢性肺部疾病。

(三)发绀伴意识障碍或衰竭

发绀伴意识障碍或衰竭主要见于某些药物或化学药物中毒、休克、急性肺部感染或急性心功能衰竭等。

第四节 水 肿

一、定义

过多的液体在组织间隙积聚称为水肿。按水肿波及的范围可分为全身性水肿和局部性水肿;按发病原因可分为肾性水肿、肝性水肿、心性水肿、营养不良性水肿、淋巴性水肿、炎性水肿等。

如液体在体腔内积聚,则称为积水,如心包积液、胸腔积液、腹水、脑积水等。

二、病理生理

正常人体液总量和组织间隙液体量是保持相对恒定的。组织间液量和质的恒定性是通过血管内外和机体内外液体交换的动态平衡来维持的。水肿发生的基本机制是组织间液的生成异常,其生成量大于回流量,以致过多的体液在组织间隙或体腔内积聚。水肿在不同疾病或同一疾病不同时期的发病机制不完全相同,但基本发病因素不外乎两大方面:①组织间液的生成大于回流,血管内外液体交换失衡导致组织间液增多;②体内水钠潴留,细胞外液增多导致组织间液增多。

(一)组织间液的生成大于回流

机体血管内外液体交换动态平衡,主要依靠以下几个因素:有效流体静压(驱使血管内液体向组织间隙滤过)、有效胶体渗透压(使组织间液回吸到血管内)、毛细血管壁的通透性、淋巴回流等。当上述一种或几种因素发生变化,影响了这一动态平衡,使组织液的生成超过回流时,就会引起组织间隙的液体增多而造成水肿。

1.毛细血管有效流体静压升高

全身或局部的静脉压升高是有效流体静压增高的主要成因。静脉压升高可逆向传递到微静脉和毛细血管静脉端,使后者的流体静压增高,有效流体静压便随之升高。这种情况常见于全身或局部淤血。如右心衰竭引起的全身性水肿、左心衰竭引起的肺水肿、肝硬化时引起的腹水及局部静脉受阻时(如静脉内血栓形成、肿瘤或瘢痕压迫静脉壁等)引起的局部水肿等。此时常伴有淋巴回流增加,从而可排除增多的组织间液。若组织间液的增多超过了淋巴回流的代偿程度,就会发生水肿。

2.有效胶体渗透压下降

当血浆胶体渗透压下降或组织间液胶体渗透压升高,均可导致有效胶体渗透压下降,引起毛细血管动脉端滤出增多和静脉端回流减少,利于液体在组织间隙积聚。常见于下列情况。

(1)血浆蛋白浓度降低:血浆胶体渗透压的高低取决于血浆蛋白含量,尤其是清蛋白的含量。引起水肿的血清蛋白临界浓度,有人认为大约是 20.0 g/L。

但这不是绝对的,这是由于水肿往往不是单因素引起。血浆蛋白浓度下降的主要原因是以下几种。①蛋白质摄入不足:如禁食、胃肠道消化吸收功能障碍;②蛋白质丢失:如肾病综合征或肾炎引起大量尿蛋白时,蛋白质丢失性肠病时以及严重烧伤、创伤使血浆蛋白从创面大量丢失等;③蛋白合成减少:如肝实质严重损害(肝功能不全、肝硬化等)或营养不良;④蛋白质分解代谢增强:见于慢性消耗性疾病,如慢性感染、恶性肿瘤等。

(2)组织间液中蛋白质积聚:正常组织间液中只含少量蛋白质,这些蛋白质再由淋巴携带经淋巴管流入静脉,故不致在组织间隙中积聚。蛋白质在组织间隙中积聚的原因,主要有微血管滤出蛋白增多、组织分解代谢增强及炎症等情况下,造成组织间液中蛋白质增多超过淋巴引流速度,另也见于淋巴回流受阻时。

3.微血管壁通透性增高

正常的毛细血管壁只容许微量的血浆蛋白滤出,其他微血管则完全不容许蛋白质滤过,因而毛细血管内外胶体渗透压梯度很大。毛细血管壁通透性增高常伴有微静脉壁通透性的增高,故合称为微血管壁通透性增高。通透性增高的最重要表现是含大量蛋白质的血管内液体渗入组织间液中,使组织间液胶体渗透压升高,降低有效胶体渗透压,促使溶质及水分在组织间隙积聚,见于各种炎症性、过敏性疾病,可于炎症灶内产生多种炎症介质,如组胺、5-羟色胺、缓激肽、激肽、前列腺素、白三烯、胶原酶等,使微血管壁的通透性增高。

4.淋巴回流受阻

在某些病理情况下,当淋巴管阻塞使淋巴回流受阻时,可使含蛋白的淋巴液在组织间隙中积聚而引起水肿。这种情况可见于:①淋巴结摘除,如乳腺癌根治手术时广泛摘除腋部淋巴结引起该侧上肢水肿。②淋巴管堵塞,如恶性肿瘤细胞侵入并堵塞淋巴管;丝虫病时主要淋巴管被丝虫阻塞,可引起下肢和阴囊的慢性水肿。

(二)体内水钠潴留

水钠潴留是指血浆及组织间液中钠与水成比例地积聚过多,血管内液体增多时,必然引起血管外组织间液增多。若事先已有组织间液增多,则水钠潴留会加重水肿的发展。

正常时机体摄入较多的钠、水并不引起水钠潴留,这是因为机体有对钠、水的强大调节功能,即肾脏的球-管平衡。若出现球-管失衡,则会导致水钠潴留和细胞外液量增多。引起水钠潴留的机制,主要是因为:①肾小球滤过率下降;②肾小管对钠、水的重吸收增强。

以上是水肿发病机制中的基本因素。在不同类型的水肿发生发展中,通常是多种因素先后或同时发挥作用。

三、病因及鉴别诊断

(一)心源性水肿

心源性水肿指原发的疾病为心脏病,出现充血性心力衰竭而引起的水肿。轻度的心源性水肿可以仅表现为踝部有些水肿,重度的患儿不仅两下肢有水肿,上肢、胸部、背部、面部均可发生,甚至出现胸腔积液、腹水及心包积液。

心源性水肿的主要特点:①有心脏病的病史及症状表现,如有心悸、气急、端坐呼吸、咳嗽、吐白色泡沫样痰等症状;②有心脏病的体征,如心脏扩大、心脏器质性杂音、颈静脉扩张、肝淤血肿大、中心静脉压增高、肺底湿性啰音等;③为全身性凹陷性水肿,与体位有关。水肿的程度与心功能的变化密切相关,心力衰竭好转后水肿将明显减轻。

(二)肾源性水肿

肾源性水肿表现在皮下组织疏松和皮肤松软的部位,如眼睑部或面部显著。肾源性水肿在临床常见于肾病综合征、急性肾小球肾炎和慢性肾小球肾炎的患儿。由于肾脏疾病的不同,所引起的水肿表现及机制都有很大差异。

1.肾病综合征的水肿

患儿常表现为全身高度水肿,而眼睑、面部更显著。尿液中含大量蛋白质并可见多量脂性和蜡样管型。血清蛋白减少,胆固醇增加。主要机制是低蛋白血症和继发性的水钠潴留。

2.急性肾炎的水肿

其水肿程度多为轻度或中度,有时仅限于颜面或眼睑。水肿可以骤起,迅速发展到全身。急性期(2~4周)过后,水肿可以消退。发病机制主要为肾小球病变所致肾小球滤过率明显降低,球-管失衡致水钠潴留所致。

3.慢性肾炎的水肿

其水肿多仅限于眼睑。常见有轻度血尿、中度蛋白尿及管型尿。肾功能显著受损,血尿素氮增高,血压升高。

(三)肝源性水肿

肝源性水肿往往以腹水为主要表现。患儿多有慢性肝炎的病史,肝大、脾大,质硬,腹壁有侧支循环,食管静脉曲张,有些患儿皮肤可见蜘蛛痣和肝掌。实验室检查可见肝功能明显受损,血清蛋白水平降低。

肝性腹水最常见的原因是肝硬化,且多见于失代偿期的肝硬化患儿。此时由于肝静脉回流受阻及门静脉高压,滤出的液体主要经肝包膜渗出并滴入腹腔;同时肝脏蛋白质合成障碍使血清蛋白减少,醛固酮和抗利尿激素等在肝内灭活减少可使水钠潴留,均为肝源性水肿发生的重要因素。

(四)营养不良性水肿

营养不良性水肿是由于低蛋白血症所引起。水肿发生较慢,其分布一般是从组织疏松处开始,当水肿发展到一定程度之后,低垂部位如两下肢水肿表现明显。

(五)静脉阻塞性水肿

此型水肿由于静脉回流受阻。常发生于肿瘤压迫、静脉血栓形成等。临床上较常见的有以下几种。

1.上腔静脉阻塞综合征

其早期症状是头痛、眩晕和眼睑水肿,此后头、颈、上肢及胸壁上部静脉扩张,而水肿是上腔静脉阻塞综合征的主要体征。

2.下腔静脉阻塞综合征

其特点是下肢水肿,其症状和体征与下腔静脉阻塞的水平有关。如阻塞发生在下腔静脉的上段,在肝静脉入口的上方,则出现明显腹水,而双下肢水肿相对不明显;阻塞如发生在下腔静脉中段,肾静脉入口的上方,则下肢水肿伴腰背部疼痛;阻塞如在下腔静脉的下段,则水肿仅限于两下肢。

3.肢体静脉血栓形成及血栓性静脉炎

在浅层组织静脉血栓形成与血栓性静脉炎的区别是,后者除有水肿外局部还有炎症的表现。而深层组织的静脉炎与静脉血栓形成则很难鉴别,因两者除水肿外都有疼痛及压痛,只是前者常有发热,而后者很少有发热。

4.慢性静脉功能不全

慢性静脉功能不全一般是指静脉的慢性炎症、静脉曲张、静脉的瓣膜功能不全和动静脉瘘等所致的静脉血回流受阻或障碍。水肿是慢性静脉功能不全的重要临床表现之一。水肿起初常在下午出现,夜间卧床后可消退,长期发展后还可致皮下组织纤维化,有的患儿踝部及小腿下部的皮肤会出现猪皮样硬化。由于静脉淤血,局部可显青紫、色素沉着,可合并湿疹或溃疡。

(六)淋巴水肿

淋巴水肿为淋巴回流受阻所致的水肿。根据病因不同,可分为原发性和继发性两大类。

原发性淋巴水肿原因不明,故又称特发性淋巴水肿,可发生在一侧下肢,也可发生在其他部位。发生这种水肿的皮肤和皮下组织均变厚,皮肤表面粗糙,有明显的色素沉着。皮下组织中有扩张和曲张的淋巴管。

继发性淋巴水肿多为肿瘤、手术、感染等造成淋巴管受压或阻塞而引起。感染的病因可以是细菌也可以是寄生虫。在细菌感染中,最常见的是溶血性链球菌所引起的反复发作的淋巴管炎和蜂窝织炎。在寄生虫感染中,最多见为丝虫寄生于淋巴系统引起淋巴管炎和淋巴结炎,称为丝虫病。丝虫病以下肢受侵最多见,最后演变为象皮肿,象皮肿的皮肤明显增厚,皮肤粗糙如皮革样,有皱褶。根据患儿的临床表现,血中可检出微丝蚴和病变皮肤活组织检查,一般不难诊断。

(七)其他

甲状腺功能低下可出现水肿,一般为黏液性水肿。水、钠和黏蛋白的复合体在组织间隙中积聚,患儿常表现为颜面和手足水肿,皮肤粗厚,呈苍白色。血 T_3、T_4 降低,TSH 增高有助于诊断。新生儿硬肿症,极低出生体重儿,早产儿维生素 E 缺乏及摄食盐或输注含钠溶液过多时,均可引起水肿。

第二章

小儿神经系统疾病

第一节　先天性脑积水

脑积水是儿科常见疾病,因脑脊液容量过多导致脑室扩大、皮质变薄,颅内压升高。先天性脑积水的发生率为(0.9～1.8)/1 000,每年病死率约为1%。

一、脑脊液的产生、吸收和循环

脑脊液(CSF)的形成是一个能量依赖性的,而非颅内压力依赖性的过程。正常人每天可产生450～500 mL,或每分钟产生0.3～0.4 mL。50%～80%的脑脊液由侧脑室、第三脑室和第四脑室里的脉络丛产生,其余20%～50%的脑脊液由脑室的室管膜和脑实质作为脑的代谢产物而产生。

与脑脊液的形成相反,脑脊液的吸收是非能量依赖性的过程,以大流量的方式进入位于蛛网膜下腔和硬膜内静脉窦之间的蛛网膜颗粒内。脑脊液的吸收依赖于从蛛网膜下腔通过蛛网膜颗粒到硬膜静脉窦之间的压力梯度。当颅内压力正常时[如<0.7 kPa(5 mmHg)],脑脊液以0.3 mL/min的速率产生,此时脑脊液还没有被吸收。当颅内压增高,脑脊液吸收开始,其吸收率与颅内压成比例。此外,还有一些其他可能存在的脑脊液吸收途径,如淋巴系统、鼻黏膜、鼻窦,以及颅内和脊神经的神经末梢,当颅内压升高时,它们也可能参与脑脊液的吸收。

脑脊液的流向是从头端向尾端,流经脑室系统,通过正中孔和左右侧孔流至枕大池、桥小脑池和脑桥,最后,脑脊液向上流至小脑蛛网膜下腔,经环池、四叠体池、脚间池和交叉池,至大脑表面的蛛网膜下腔;向下流至脊髓的蛛网膜下腔;最后被大脑表面的蛛网膜颗粒吸收入静脉系统。

二、发病机制

脑脊液的产生与吸收失衡可造成脑积水,脑积水的产生多数情况下是由于脑脊液吸收功能障碍引起,有部分原因是脑脊液分泌过多引起,如脉络丛乳头状瘤。脑脊液容量增加引起继发性脑脊液吸收功能损伤、脑脊液产生过多,可导致脑室进行性扩张。部分患儿脑脊液可通过旁路吸收,从而使得脑室不再进行性扩大,形成静止性或代偿性脑积水。

三、病理表现

脑室通路的阻塞或者吸收障碍使得颅内压力增高,梗阻近端以上的脑室会进行性扩张。其病理表现为脑室扩张,通常以枕角最先扩张,皮质变薄,室管膜破裂,脑脊液渗入到脑室旁的白质内,白质受损且瘢痕增生,颅内压升高,脑疝,昏迷,最终死亡。

四、病因与分类

脑积水的分类由阻塞的部位而定。如果阻塞部位是在蛛网膜颗粒以上,则阻塞部位以上的脑室扩大,此时称阻塞性脑积水或非交通性脑积水。例如,大脑导水管阻塞引起侧脑室和第三脑室扩大,第四脑室没有成比例扩大。相反,如果是蛛网膜颗粒水平阻塞,引起脑脊液吸收障碍,侧脑室、第三脑室和第四脑室均扩张,蛛网膜下腔脑脊液容量增多,此时的脑积水称为非阻塞性脑积水或交通性脑积水。

(一)阻塞性或非交通性脑积水阻塞部位及病因

1.侧脑室受阻

侧脑室受阻见于出生前的室管膜下或脑室内出血;出生前、后的脑室内或侧脑室外肿瘤压迫。

2.孟氏孔受阻

孟氏孔受阻常见原因有先天性的狭窄或闭锁;颅内囊肿如蛛网膜下腔或脑室内的蛛网膜囊肿;邻近脑室的脑内脑穿通畸形囊肿和胶样囊肿;肿瘤如下丘脑胶质瘤、颅咽管瘤和室管膜下巨细胞型星型细胞瘤及血管畸形。

3.大脑导水管受阻

大脑导水管受阻的原因包括脊髓脊膜膨出,相关的 Chiari Ⅱ 畸形引起的小脑向上通过幕切迹疝出压迫大脑导水管;Galen 静脉血管畸形、炎症或出血,引起大脑导水管处神经胶质过多、松果体区肿瘤和斜坡胶质瘤。

4.第四脑室及出口受阻

第四脑室在后颅窝流出道梗阻,以及第四脑室肿瘤如髓母细胞瘤、室管膜瘤和毛细胞型星形细胞瘤;Dandy-Walker综合征即后颅窝有一个大的与扩大的第四脑室相通的囊肿,造成了流出道梗阻(即 Luschka 侧孔和 Magendie 正中孔的梗阻);Chiari 畸形即由于后颅窝狭小,小脑扁桃体和(或)第四脑室疝入枕骨大孔引起梗阻。

(二)交通性或非阻塞性脑积水阻塞部位及病因

1.基底池水平受阻

梗阻部位可以发生在基底池水平。此时,脑脊液在蛛网膜下腔受阻,无法到达蛛网膜颗粒导致侧脑室、第三脑室和第四脑室均扩大。常见原因为先天性感染,化脓性、结核性和真菌性感染引起的脑膜炎,动脉瘤破裂引起的蛛网膜下腔出血,血管畸形或外伤,脑室内出血,基底蛛网膜炎,软脑脊膜瘤扩散,神经性结节病和使脑脊液蛋白水平升高的肿瘤。

2.蛛网膜颗粒水平受阻

梗阻部位还可以发生在蛛网膜颗粒水平,原因为蛛网膜颗粒阻塞或闭锁,导致蛛网膜下腔和脑室扩大。

3.静脉窦受阻

静脉窦受阻原因为静脉流出梗阻,如软骨发育不全或狭颅症患者合并有颈静脉孔狭窄,先天性心脏病右心房压力增高患者,以及硬膜静脉窦或上腔静脉血栓患者。静脉流出道梗阻能引起静脉压升高,最终导致脑皮质静脉引流减少,脑血流量增加,颅内压升高,脑脊液吸收减少,脑室扩张。

另外,还有一种水脑畸形是由于两侧大脑前动脉和大脑中动脉供血的脑组织全部或几乎全部缺失,从而使颅腔内充满了脑脊液,而非脑组织。颅腔的形态和硬膜仍旧完好,内含有丘脑、脑干和少量的由大脑后动脉供血的枕叶。双侧的颈内动脉梗阻和感染是水脑畸形的最常见原因。脑电图表现为皮质活动消失。这类患儿过于激惹,停留在原始反射,哭吵、吸吮力弱,语音及微笑落后。脑脊液分流手术有可能控制住进行性扩大的头围,但对于神经功能的改善没有帮助。

五、临床表现

婴儿脑积水表现为激惹、昏睡、生长发育落后、呼吸暂停、心动过缓、反射亢进、肌张力增高、头围进行性增大、前囟饱满、骨缝裂开、头皮薄、头皮静脉曲张、前额隆起、上眼睑不能下垂、眼球向上运动障碍(如两眼太阳落山征)、意识减退、视盘水肿、视神经萎缩引起的视弱甚至失明,以及第Ⅲ、Ⅳ、Ⅵ对颅神经麻痹,抬头、坐、爬、讲话、对外界的认知及体力和智能发育,均较正常同龄儿落后。儿童由于颅缝已经闭合,脑积水可以表现为头痛(尤其在早晨)、恶心、呕吐、昏睡、视盘水肿、视力下降、认知功能和行为能力下降、记忆障碍、注意力减退、学习成绩下降、步态改变、两眼不能上视、复视(特别是第Ⅵ对颅神经麻痹)和抽搐。婴儿和儿童脑积水若有运动障碍可表现为肢体痉挛性瘫,以下肢为主,症状轻者双足跟紧张、足下垂,严重时整个下肢肌张力增高,呈痉挛步态。

六、诊断

根据典型症状体征,不难做出脑积水的临床诊断。病史中需注意母亲孕期情况,小儿胎龄,是否用过产钳或胎头吸引器,有无头部外伤史,有无感染性疾病史。应做下列检查,做出全面评估。

(一)头围测量

新生儿测量头围在出生后1个月内应常规进行,不仅应注意头围的绝对值,而且应注意生长速度,疑似病例多能从头围发育曲线异常情况中发现。

(二)B超

B超为一种安全、实用,且可快速取得诊断的方法,对新生儿很有应用价值,特别是对于重危患儿。可在重症监护室操作,通过未闭的前囟,可了解两侧脑室及第三脑室大小,有无颅内出血。因无放射线,操作简单,便于随访。

(三)影像学特征

脑积水的颅骨平片和三维CT常常显示破壶样外观和冠状缝、矢状缝裂开。CT和MRI常可见颞角扩张,脑沟、基底池和大脑半球间裂消失,额角和第三脑室球形扩张,胼胝体上拱和(或)萎缩及脑室周围脑实质水肿。

七、鉴别诊断

(一)婴儿硬膜下血肿或积液

婴儿硬膜下血肿或积液多因产伤或其他因素引起,可发生于单侧或双侧,以额顶及颞部多见。慢性者,也可使头颅增大,颅骨变薄。前囟穿刺可以鉴别,从硬膜下腔可抽得血性或淡黄色液体。

(二)佝偻病

由于颅骨不规则增厚,致使额骨和枕骨突出,呈方形颅,貌似头颅增大。但本病无颅内压增高症状,而又有佝偻病的其他表现,故有别于脑积水。

(三)巨脑畸形

巨脑畸形是各种原因引起的脑本身重量和体积的异常增加。有些原发性巨脑有家族史,有或无细胞结构异常。本病患儿虽然头颅较大,但无颅内压增高症状,CT扫描显示脑室大小正常。

(四)脑萎缩性脑积水

脑萎缩可以引起脑室扩大,但无颅高压症状,此时的脑积水不是真正的脑积水。

(五)良性脑外积水(婴儿良性轴外积液)

这是一个很少需要手术的疾病,其特征为两侧前方蛛网膜下腔(如脑沟和脑池)扩大,脑室正常或轻度扩大,前囟搏动明显,头围扩大,超过正常儿头围的百分线。良性脑外积水的婴儿颅内压可以稍偏高,由于头围大,运动发育可以轻度落后。其发病机制尚不清楚,可能与脑脊液吸收不良有关。通常有明显的大头家族史。在12～18个月龄,扩大的头围趋于稳定,从而使得身体的生长能够赶上头围的生长。在2～3岁以后,脑外积水自发吸收,不需要分流手术。虽然这一疾病通常不需要手术,但是有必要密切监测患儿的头围、头部CT或超声及患儿的生长发育,一旦出现颅高压症状和(或)生长发育落后,需要及时行分流手术。

八、处理

治疗的目的是获得理想的神经功能,预防或恢复因脑室扩大压迫脑组织引起的神经损伤。治疗方法为脑脊液分流手术,包括有阀门调节的置管脑脊液分流手术及内镜第三脑室造瘘术,目的是预防因颅内压升高而造成的神经损害。脑积水的及时治疗能改善患儿智力,有效延长生命。只要患有脑积水的婴儿在出生前5个月内做分流手术,就有可能达到较理想的效果。

(一)手术方式的选择

脑积水的治疗方法是手术,手术方式的选择依赖于脑积水的病因。例如,阻塞性脑积水的患者,手术方法是去除阻塞(如肿瘤),交通性脑积水的患者或阻塞性脑积水阻塞部位无法手术去除的患者,需要做脑脊液分流手术,分流管的一端放置在梗阻的近端脑脊液内,另一端放置在远处脑脊液可以吸收的地方。最常用的远端部位是腹腔、右心房、胸膜腔、胆囊、膀胱或输尿管和基底池(如第三脑室造瘘），而腹腔是目前选择最多的部位（如脑室腹腔分流术），除非存在腹腔脓肿或吸收障碍。脑室心房分流术是另外一种可以选择的方法。如果腹腔和心房都不能利用，对于7岁以上的儿童，还可以选择脑室胸腔分流术。

（二）分流管的选择

脑脊液分流系统至少包括三个组成部分：脑室端管，通常放置在侧脑室的枕角或额角；远端管，用来将脑脊液引流到远端可以被吸收的地方；以及阀门。传统的调压管通过打开一个固定的调压装置来调节脑脊液单向流动。这种压力调节取决于阀门的性质，一般分为低压、中压和高压。一旦阀门打开，对脑脊液流动可产生一个很小的阻力，结果，当直立位时，由于地心引力的作用，可以产生一个很高的脑脊液流出率，造成很大的颅内负压，此过程称为"虹吸现象"。由于虹吸现象可以造成脑脊液分流过度，因此，某些分流管被设计成能限制脑脊液过分流出，尤其是当直立位时。例如，Delta阀（Medtronic PS Medical，Goleta，CA）就是一种标准的振动膜型的压力调节阀，内有抗虹吸装置，用来减少直立位时脑脊液的过度分流。Orbis-Sigma阀（Cordis，Miami）包含一个可变阻力、流量控制系统，当压力进行性升高时，通过不断缩小流出孔达到控制脑脊液过度分流的目的。虽然这一新的阀门被誉为是一种预防过度分流、增进治疗效果的有效装置，然而，最近的随机调查，比较3种分流装置（如普通的可调压阀、Delta阀和Orbis-Sigma阀）治疗儿童脑积水的效果，发现这3种分流装置在分流手术的失败率方面并没有显著性差异。最近又出现一种可编程的调压管，当此种分流管被埋入体内后，仍可在体外重新设置压力，此种分流管被广泛地应用在小儿脑积水上。虽然有大量的各种类型的分流管用于治疗脑积水，但是，至今还没有前瞻性的、随机的、双盲的、多中心的试验证明哪一种分流管比其他分流管更有效。

（三）脑室腹腔分流术

脑室腹腔分流术是儿童脑积水脑脊液分流术的首选。

1.手术指征

交通性和非交通性脑积水。

2.手术禁忌证

颅内感染不能用抗菌药物控制；脑脊液蛋白明显增高；脑脊液中有新鲜出血；腹腔内有炎症、粘连，如手术后广泛的腹腔粘连、腹膜炎和早产儿坏死性小肠结肠炎；病理性肥胖。

3.手术步骤

手术需要在气管插管和全身麻醉下进行，手术前静脉预防性应用抗生素。

患者位置放置在手术床头端边缘,靠近手术者,头放在凝胶垫圈上,置管侧朝外,用凝胶卷垫在肩膀下,使头颈和躯干拉直,以利于打皮下隧道置管。皮肤准备前,先用记号笔根据脑室端钻骨孔置管的位置(如额部或枕部)描出头皮切口,在仔细的皮肤准备后,再用笔将皮肤切口重新涂描一遍。腹部切口通常在右上腹或腹中线剑突下 2~3 横指距离。铺消毒巾后,在骨孔周边切开一弧形切口,掀开皮瓣,切开骨膜,颅骨钻孔,电凝后,打开硬脑膜、蛛网膜和软脑膜。

接着,切开腹部切口,打开进入腹腔的通道,轻柔地探查证实已进入腹腔。用皮下通条在头部与腹部切口之间打一皮下通道,再把分流装置从消毒盒中取出,浸泡在抗生素溶液中,准备安装入人体内。分流管远端装置包括阀门穿过皮下隧道并放置在隧道内,隧道外管道用浸泡过抗生素的纱布包裹,避免与皮肤接触。接着,根据术前 CT 测得的数据,将分流管插入脑室预定位置并有脑脊液流出,再将分流管剪成需要的长度,与阀门连接,用 0 号线打结,固定接口。然后,提起远端分流管,证实有脑脊液流出后,将管毫无阻力地放入到腹腔内。抗生素溶液冲洗伤口后,二层缝合伤口,伤口要求严密缝合,仔细对合,最后用无菌纱布覆盖。有条件的单位还可以在超声和(或)脑室镜的引导下,将分流管精确地插入到脑室内理想的位置。脑室镜还能穿破脑室内的隔膜,使脑脊液互相流通。

4.分流术后并发症的处理

(1)机械故障:近端阻塞(即脑室端管道阻塞)是分流管机械障碍的最常见原因。其他原因包括分流管远端的阻塞或分流装置其他部位的阻塞(如抗虹吸部位的阻塞);腹腔内脑脊液吸收障碍引起的大量腹水,阻止了脑脊液的流出;分流管折断;分流管接口脱落;分流管移位;远端分流管长度不够;近端或远端管道位置放置不妥当。当怀疑有分流障碍时,需做头部 CT 扫描,并与以前正常时的头部 CT 扫描相比较,以判断有否脑室扩大。同时还需行分流管摄片,判断分流管接口是否脱落、断裂,脑室内及整个分流管的位置、远端分流管的长度,以及有无分流管移位。

(2)感染:分流管感染发生率为 2%~8%。感染引起的后果是严重的,包括智力和局部神经功能损伤、大量的医疗花费,甚至死亡。大多数感染发生在分流管埋置术后的头 6 个月,约占 90%,其中术后第一个月感染的发生率为 70%。最常见的病原菌为葡萄球菌,其他为棒状杆菌、链球菌、肠球菌、需氧的革兰阴性杆菌和真菌。6 个月以后的感染就非常少见。由于大多数感染是因为分流管与患者自身皮肤接触污染引起,所以手术中严格操作非常重要。

分流术后感染包括伤口感染并累及分流管、脑室感染、腹腔感染和感染性假性囊肿。感染的危险因素包括小年龄、皮肤条件差、手术时间长、开放性神经管缺陷、术后伤口脑脊液漏或伤口裂开、多次的分流管修复手术，以及合并有其他感染。感染的患者常有低热，或有分流障碍的征象，还可以有脑膜炎、脑室内炎症、腹膜炎或蜂窝织炎的表现。临床表现为烦躁、头痛、恶心、呕吐、昏睡、食欲减退、腹痛、分流管处皮肤红肿、畏光和颈强直。头部 CT 显示脑室大小可以有改变或无变化。

一旦怀疑分流感染，应抽取分流管内的脑脊液化验，做细胞计数和分类，蛋白、糖测定，革兰染色和培养，以及药物敏感试验。脑脊液送化验后，开始静脉广谱抗生素应用。患者还必须接受头部 CT 扫描，头部 CT 能显示脑室端管子的位置、脑室的大小和内容物，包括在严重的革兰阴性菌脑室炎症时出现的局限性化脓性积液。如果患者主诉腹痛或有腹胀表现，还需要给予腹部 CT 或超声检查，以确定有否腹腔内脑脊液假性囊肿。另外，还有必要行外周血白细胞计数和血培养，因为分流感染的患者常有血白细胞计数升高和血培养阳性。

如果脑脊液检查证实感染，需手术拔除分流管，脑室外引流并留置中心静脉，全身合理抗生素应用，直到感染得到控制，新的分流管得到重新安置。

（3）过度分流：多数分流管无论是高压还是低压都会产生过度分流。过度分流能引起硬膜下积血、低颅内压综合征或脑室裂隙综合征。硬膜下积血是由于脑室塌陷，致使脑皮质从硬膜上被牵拉下来，桥静脉撕裂出血引起。虽然硬膜下血肿能自行吸收无须治疗，但是，对于有症状的或进行性增多的硬膜下血肿仍需手术，以利于脑室再膨胀。除了并发硬膜下血肿，过度分流还能引起低颅压综合征，产生头痛、恶心、呕吐、心动过快和昏睡，这些症状在体位改变时尤其容易发生。低颅压综合征的患者，当呈现直立位时，会引起过度分流，造成颅内负压，出现剧烈的体位性头痛，必须躺下才能缓解。如果症状持续存在或经常发作并影响正常生活、学习，就需要行分流管修复术，重新埋置一根压力较高的分流管，或抗虹吸管或压力较高的抗虹吸分流管。

过度分流还会引起裂隙样脑室，即在放置了分流管后，脑室变得非常小或呈裂隙样。在以前的回顾性研究中，裂隙脑的发生率占 80.0%。有趣的是 88.5% 的裂隙脑患者可以完全没有症状，而在 11.5% 有症状的患者中，仅 6.5% 的患者需要手术干预。裂隙脑综合征的症状偶尔发生，表现为间断性的呕吐、头痛和昏睡。影像学表现为脑室非常小，脑室外脑脊液间隙减少，颅骨增厚，没有颅内脑脊液积聚的空间。此时，脑室壁塌陷，包绕并阻塞脑室内分流管，使之无法引流。最后，脑室内压力升高，脑室略微扩大，分流管恢复工作。由于分流管间断性的阻塞、工作,引起升高的颅内压波动,造成神经功能急性损伤。手术方法包括脑室端分流管的修复,分流阀压力上调以增加阻力,放置抗虹吸或流量控制阀,分流管同侧的颞下去骨瓣减压。

(4)孤立性第四脑室扩张:脑积水侧脑室放置分流管后,有时会出现孤立性第四脑室扩张,这在早产儿脑室内出血引起的出血后脑积水尤其容易发生,感染后脑积水、反复分流感染、室管膜炎也会引起。这是由于第四脑室入口与出口梗阻,闭塞的第四脑室产生的脑脊液使得脑室进行性扩大,出现头痛、吞咽困难、低位颅神经麻痹、共济失调、昏睡和恶心、呕吐。婴儿可有长吸式呼吸和心动过缓。对于有症状的患者,可以另外行第四脑室腹腔分流术。然而,当脑室随着脑脊液的引流而缩小时,脑干向后方正常位置后移,结果,第四脑室内的分流管可能会碰伤脑干。另外,大约40%的患者术后1年内需要再次行分流管修复术。还有一种治疗方法是枕下开颅开放性手术,将第四脑室与蛛网膜下腔和基底池打通,必要时还可以同时再放置一根分流管在第四脑室与脊髓的蛛网膜下腔。近年来,内镜手术又备受推崇,即采用内镜下大脑导水管整形术和放置支撑管的脑室间造瘘术,以建立孤立的第四脑室与幕上脑室系统之间的通路。

(四)内镜第三脑室造瘘术

1.手术指征

某些类型的阻塞性脑积水,如大脑导水管狭窄和松果体区、后颅窝区肿瘤或囊肿引起的阻塞性脑积水。

2.禁忌证

交通性脑积水。另外,小于1岁的婴幼儿成功率很低,手术需慎重。对于存在有病理改变的患者,成功率也很低,如肿瘤、已经做过分流手术、曾有过蛛网膜下腔出血、曾做过全脑放疗及显著的第三脑室底瘢痕增生,其成功率仅为20%。

3.手术方法

第三脑室造瘘术方法是在冠状缝前中线旁2.5～3.0 cm额骨上钻一骨孔,将镜鞘插过孟氏孔并固定,以保护周围组织,防止内镜反复进出时损伤脑组织。硬性或软性内镜插入镜鞘,通过孟氏孔进入第三脑室,在第三脑室底中线处,乳头小体开裂处前方造瘘,再用2号球囊扩张管通过反复充气和放气将造瘘口扩大。造瘘完成后,再将内镜伸入脚间池,观察蛛网膜,确定没有多余的蛛网膜阻碍脑脊液流入蛛网膜下腔。

4.并发症及处理

主要并发症为血管损伤继发出血。其他报道的并发症有心脏暂停、糖尿病发作、抗利尿激素不适当分泌综合征、硬膜下血肿、脑膜炎、脑梗死、短期记忆障碍、感染、周围相邻脑神经损伤(如下丘脑、腺垂体、视交叉),以及动脉损伤引起的术中破裂出血或外伤后动脉瘤形成造成的迟发性出血。动态 MRI 可以通过评价脑脊液在第三脑室造瘘口处的流通情况而判断造瘘口是否通畅。如果造瘘口不够通畅,有必要行内镜探查,尝试再次行造瘘口穿通术,若原造瘘口处瘢痕增生无法再次手术穿通,只得行脑室腹腔分流术。

九、结果和预后

未经治疗的脑积水预后差,50%的患儿在 3 岁前死去,仅 20%～23%能活到成年。活到成年的脑积水患者中,仅有 38%有正常智力。脑积水分流术技术的发展使得儿童脑积水的预后有了很大的改善。许多做了分流手术的脑积水儿童可以有正常的智力,可以参加正常的社会活动。50%～55%脑积水分流术的儿童智商超过 80。癫痫常预示着脑积水分流术的儿童有较差的智力。分流并发症反复出现的脑积水儿童预后差。

第二节 癫　痫

一、流行病学

我国癫痫的年发病率为 30/10 万,以此推断,我国每年新发癫痫在 40 万例左右;我国癫痫的患病率一般在 4‰～7‰,由此推算,我国应有 600 万左右的癫痫患者。据世界各国流行病学调查,癫痫发病率差异很大,多数结果表明癫痫的年发病率为(24～53)/10 万,多数发展中国家癫痫发病率高于发达国家;世界卫生组织估计,全球大约有 5 000 万癫痫患者。

我国儿童癫痫年发病率的报道较少,多数儿童病例在 10 岁之前发病,其中出生后第 1 年发病率最高,随着年龄的增长,发病率有所下降。加拿大临床资料显示,1 岁内癫痫发病率为 118/10 万,1～5 岁组发病率降至 48/10 万,11～15 岁降至 21/10 万。所以,癫痫是世界范围的常见病和多发病,也是小儿神经系统的常见病。

二、病因

癫痫的病因复杂多样,构成癫痫发作的因素包括遗传因素、脑内致痫性损伤因素及诱发性因素等,不同的年龄往往有不同的病因。在临床上通常分为以下 3 类。

(一)特发性

特发性癫痫又称原发性癫痫,是指除存在或者可疑的遗传因素以外,找不到其他病因,往往有年龄特点,预后良好。特发性癫痫可表现为全身性发作或部分性发作,但全身性癫痫的遗传性因素高于部分性癫痫。脑电图背景波正常,呈特定部位局限性或双侧对称同步痫样放电。特发性癫痫是癫痫遗传学研究的主要对象,现在的研究显示,特发性癫痫多为中枢神经系统的离子通道异常。

(二)症状性

症状性癫痫是指能找到明确病因的癫痫,包括脑结构异常或者影响脑功能的各种因素。小儿症状性癫痫常见病因有脑发育异常,如脑回畸形及灰质异位;各种原因导致的脑损伤,如围产期损伤、中枢神经系统感染、头部外伤、中毒、水和电解质紊乱、内分泌功能紊乱、低血糖、维生素缺乏等;脑血管病变,如颅内出血、血管内膜炎、血栓、梗死和血管畸形等;另外一些与遗传有关的代谢性疾病及综合征常合并癫痫,如神经皮肤综合征、线粒体脑病及假性甲状旁腺功能减退等均可有癫痫发作。这类癫痫可有多种形式的临床发作表现,脑电图背景波多异常,并有大量的痫样发电。

(三)隐源性

隐源性癫痫即可能为症状性癫痫。尽管临床的某些特征提示为症状性,但以目前的认识水平或检查的手段尚未发现病因。随着医学的进步与检查手段的不断发展和丰富,能够寻找到病因的癫痫病例越来越多。

三、发病机制

癫痫的发病机制虽然有许多进展,但没有一种能解释全部的癫痫发作,多数认为不同癫痫有着不同的发病机制。神经元的高度同步化放电是癫痫发作的特征,其产生的条件涉及生化、免疫及遗传等方面的变化。

(一)生化方面

引起神经元去极化而发生兴奋性突触后电位的兴奋性氨基酸(谷氨酸、天冬氨酸及其受体激动剂 N-甲基-D-天冬氨酸等)活力增加;引起神经元超级化而发生抑制性突触后电位的抑制性氨基酸(γ-氨基丁酸、牛磺酸、甘氨酸、5-羟色胺及去甲肾上腺素等)活力减弱,γ-氨基丁酸受体减少均可使细胞兴奋性增强;脑部活性自由基(O_2^-、OH^-、H_2O_2 及 NO 等)含量增多对机体细胞的毒性作用;钙通道开放导致 Ca^{2+} 异常内流及细胞内 Ca^{2+} 结合蛋白减少等,使细胞内 Ca^{2+} 积蓄,造成细胞坏死。Ca^{2+} 向细胞内流是癫痫发作的基本条件。

(二)免疫方面

免疫方面的异常,如细胞免疫功能低下、体液免疫中 IgA 等的缺乏、抗脑组织抗体的产生均是癫痫发作的潜在原因。

(三)遗传方面

遗传因素是导致癫痫,尤其是经典的特发性癫痫的重要原因。分子遗传学研究发现,大部分遗传性癫痫的分子机制为离子通道或相关分子的结构或功能改变。到目前为止,部分单基因及多基因遗传性癫痫的致病基因已被明确。

四、临床表现

(一)部分性发作

部分性发作的脑电图异常放电局限在脑某一部位或从某一局部开始。发作时不伴意识障碍为简单部分性发作,伴有意识障碍为复杂部分性发作。部分性发作也可泛化为全面性发作,而且脑电图由局部放电演变为全脑性放电。

1.简单部分性发作

发作开始意识多不丧失,最初发作表现可反映癫痫起源的脑区。

(1)运动性症状:①仅为局灶性运动症状,多为阵挛性发作,任何部位都可以出现局灶性抽搐。②杰克逊发作,即发作从一侧口角开始,依次波及手、臂和肩等。③偏转性发作,眼、头甚至躯干向一侧偏转。④姿势性发作,表现为某种特殊姿势,如击剑样姿势。⑤抑制性运动发作,发作时动作停止,语言中断,意识不丧失。⑥发音性发作,表现为重复语言或言语中断。⑦半侧发作。

(2)感觉症状:①躯体感觉性发作(麻木及疼痛等)。②特殊感觉异常(视、听、嗅和味)及幻觉。③眩晕性发作。

(3)自主神经性症状:胃部不适症状、面色苍白、冷汗、心悸、立毛肌收缩及瞳孔散大等。

(4)精神症状:常见于复杂部分性发作,包括认知障碍、记忆力障碍、情感问题(恐惧和愤怒)、错觉(视物变大和变小)及幻觉。

2.复杂部分性发作

患者有意识障碍、发作性感知觉障碍及梦游状态等。常有"自动症",是意识障碍下的不自主动作,表现为口咽自动症、姿势自动症、手部自动症、行走自动症和言语自动症。复杂部分性发作可从单纯部分性发作开始,随后出现意识障碍,也可从开始即有意识障碍。可见于颞叶或额叶起源的癫痫。脑电图在发作时有颞、额区局灶性放电。

3.部分性发作继发为全身性发作

小婴儿部分性发作时由于难以确定婴儿发作时的意识水平,往往表现:①反应性降低,动作突然减少或停止,无动性凝视或茫然,有人称为"颞叶假性失神"或"额叶失神",但不是真正的失神发作。②自动症,常见为口部的简单自动症(如咂嘴、咀嚼、吞咽及吸吮等较原始的动作);或躯干肢体无目的不规则运动,与正常运动很相似。③自主神经症状,呼吸暂停、呼吸节律改变、发绀、面色苍白、皮肤潮红、流涎及呕吐。婴儿自主神经症状较年长儿为多,年长儿很少以自主神经症状作为主要表现的发作。④惊厥性症状,表现为眨眼、眼球震颤或口角抽动、扭转或姿势性强直、局部肢体轻微阵挛,与年长儿相比,发作较轻。

2001 年的癫痫发作分类不同于 1981 年的发作分类,要点如下:①将癫痫发作分为自限性和持续性,在这两种发作的范畴内,又分为全面性和局灶性两类。②在局灶性发作中不再分为单纯性和复杂性。③在局灶性感觉性发作及局灶性运动性发作中不再承认有自主神经症状,自主神经症状多为癫痫发作伴随现象。④发作的类型明显增多。

(二)全身性发作

全身性发作的患者常有意识障碍,运动性症状是对称性的,脑电图上表现两侧大脑半球广泛性放电。

1.强直-阵挛性发作

发作时突然意识丧失,瞳孔散大,全身肌肉强直或阵挛或强直-阵挛性收缩。强直发作以肌群持续而强烈的收缩为特征,肢体躯干固定在某个姿势 5~20 秒。有时表现为轴性强直,头、颈后仰,躯干极度伸展呈角弓反张;有时表现为"球样强直发作",低头、弯腰、双上臂举起及屈肘,持续 2~3 秒,站立时发作会摔倒;有时表现为轻微的强直发作,眼球上转、眨眼或眼球震颤,称为强直性眼球震颤。阵挛发作是指肢体及躯干呈有节律性重复的收缩。强直-阵挛性发作是指强直期后,逐渐演变为阵挛期,最终结束发作。脑电图特征表现为背景活动正常或非特异性异常,发作间期异常波在两半球可见棘波、尖波、棘慢波和多棘波等;发作期脑电图强直期以 10~20 Hz 节律性棘波发放开始,波幅渐高而频率渐慢;发作结束后可见弥漫性慢波活动,逐渐恢复背景活动。

2.肌阵挛发作

肌阵挛发作表现为某个或某组肌肉或肌群快速有力的收缩,不超过0.2秒,抽动后肢体或躯干立即恢复原来的姿势(状态),屈肌比伸肌更易受累,上肢明显。婴儿期肌阵挛的特点有两种:①全身性粗大肌阵挛,表现为躯干、颈部及四肢近端突然猛烈抽动,动作幅度大、呈孤立的或连续的。脑电图表现为高波幅、多棘慢波爆发,或突然广泛低电压。②散在游走性肌阵挛,表现为四肢远端、面部小组肌群幅度较小的抽动,为多部位游走性,脑电图为持续性弥漫性慢波多灶性棘波、尖波。

3.失张力发作

失张力发作表现为突然发生的肌张力降低或丧失,不能维持原来的姿势,导致突然跌倒或姿势不稳。有时发作时间短暂,在未摔倒在地时意识已恢复,可立即站起;长时间的失张力发作可持续一至数分钟,表现为全身松软、凝视,但无运动性症状。脑电图发作间期和发作期可表现为全导棘慢波或多棘慢波发放;发作期还可表现为低波幅或高波幅快活动和弥漫性低电压。

4.失神发作

失神发作分为典型失神和不典型失神,典型失神主要见于儿童失神癫痫和青少年失神癫痫;不典型失神主要见于 Lennox-Gastaut 综合征,也可见于其他癫痫综合征。

(三)癫痫综合征

不同年龄段常见癫痫综合征的诊断要点如下。

1.良性家族性新生儿惊厥

良性家族性新生儿惊厥为常染色体显性遗传,往往有惊厥家族史。出生后2~3天内发病,惊厥形式以阵挛为主,可以表现为某一肢体或面部抽动,也可表现为全身阵挛;少数表现为广泛性强直。有时表现为呼吸暂停,发作频繁,发作持续时间较短。从病史及体格检查中找不到病因,脑电图无特殊异常,生化检查及神经影像学检查均正常。预后良好,多于1~2个月内消失,10%~14%的小儿转为其他类型癫痫。

2.良性新生儿惊厥

本病遗传因素不明显。90%的新生儿在出生后4~6天内发病,其中又以出生后第5天发病最多。男孩略多于女孩。本病病因不明,无代谢异常。惊厥多表现为阵挛发作,有时伴有呼吸暂停,发作频繁,有时可呈癫痫持续状态。脑电图在发作间期常可见尖型θ波。本病预后良好,现在认为不需要诊断为癫痫。

3.早发性肌阵挛脑病

本病在出生后第 1 天或数天以内起病,主要表现为难治性频繁的肌阵挛发作,脑电图也表现为暴发抑制波形。本病可能与遗传代谢障碍有关,而无明显的神经影像学异常。本病预后不良,多数早期死亡。

4.早期婴儿型癫痫性脑病

本病在出生后 3 个月以内发病,多在 1 个月之内起病。主要为强直痉挛性发作,脑电图表现为暴发抑制波形。常见病因为脑部结构异常,也有隐源性病因。本病治疗困难,大多数患儿有严重智力低下,预后差。部分患儿在 3~6 个月演变为婴儿痉挛的临床与脑电图特征。

5.婴儿痉挛

婴儿痉挛又称为 West 综合征,是较常见的严重的癫痫综合征。患儿多在出生后 3~10 个月发病,临床以频繁的强直痉挛发作为特征,可分为屈曲型、伸展型及混合型。屈曲型表现为点头、弯腰、屈肘及屈髋等动作。伸展型表现为头后仰、两臂伸直及伸膝等动作。混合型表现为部分肢体为伸展,部分肢体为屈曲。脑电图表现为高度失律,各导联见到不规则、杂乱、不对称、高波幅慢波、棘波、尖波及多棘慢波。引起本病的继发性原因多种多样,如脑发育障碍所致的各种畸形、宫内感染、围产期脑损伤、核黄疸、免疫缺陷、代谢异常、出生后感染、窒息及染色体异常等因素,均可引起本病。其中,10% 为结节性硬化。本病常合并严重的智力倒退或运动发育落后,多数患儿转变为其他形式的发作。

6.婴儿良性肌阵挛癫痫

本病在出生后 6 个月至 2 岁间发病,患儿神经发育正常;发作表现为全身肌阵挛;脑电图发作期表现为弥漫性棘慢波或多棘慢波,发作间期常无异常放电;预后良好。

7.婴儿重症肌阵挛癫痫

一般在出生后 5~6 个月时出现第一次惊厥,往往伴有发热或在惊厥前有感染或预防接种史,初起发作形式为阵挛或强直-阵挛,以后才呈肌阵挛发作,形式多样,可为全身抽动或某个肢体抽动,发作时常摔倒。自惊厥开始后,智力及语言发育逐渐落后或共济失调。脑电图第一年往往正常,第二年后出现弥漫性棘波、棘慢波或多棘慢波。本病治疗困难,不易控制发作。

8.Lennox-Gastaut 综合征

本病在 1~8 岁发病,临床发作形式多样是本综合征的特点,如强直发作、不典型失神、失张力发作和肌阵挛发作,患儿可同时存在几种发作形式,也可由一种形式转变为另一种形式。脑电图在发作间期表现为全导 0.5～2.5 Hz 的棘慢波。2/3 的患儿可发现脑结构的异常或在惊厥前已有精神运动发育落后的表现。本综合征预后不良,治疗困难。

9.肌阵挛-站立不能发作癫痫

肌阵挛-站立不能发作癫痫又称 Doose 综合征,存在遗传因素。多在 5 岁以内发病,男孩明显多于女孩。临床发作以肌阵挛-站立不能发作为特征性表现,表现为点头、弯腰及两臂上举,常有跌倒,不能站立。脑电图在发作期或发作间期均可见到不规则棘慢波或多棘慢波,背景波正常。多数患儿治疗效果较好。

10.儿童良性癫痫伴有中央-颞区棘波

儿童良性癫痫伴有中央-颞区棘波是小儿癫痫中常见的一种类型,多在 5～10 岁发病,本病与遗传有关,往往有癫痫家族史。发作多在入睡后不久或清醒前后发生。表现为口咽部感觉异常及运动性发作,随后出现半侧面部肌肉抽搐及同侧上下肢抽动,有时可发展为全身性抽动。10%～20% 的患儿仅有一次发作,另有 10%～20% 患儿发作频繁。本病体格检查神经系统正常,智力正常。神经影像学检查正常。大部分患儿脑电图背景活动正常,在中央区或中央颞区出现棘波或尖波,随后为低波幅慢波,可单独出现或成簇出现。异常放电在入睡后增加,大约 30% 的患儿仅在入睡后出现。本病预后良好,青春期后大多停止发作。

11.具有枕区放电的小儿癫痫

发病年龄多见于 4～8 岁,男孩略多于女孩。可在清醒或入睡时发作,惊厥表现为半侧阵挛发作或扩展为全身强直-阵挛发作。惊厥前部分患儿出现视觉症状,如一过性视力丧失,视野出现暗点及幻视等。1/3 的患儿发作后有头痛、恶心及呕吐。脑电图在发作间期表现为枕部和后颞部出现一侧或双侧高波幅棘波或尖波,这种异常放电在睁眼时消失,闭眼后 1～20 秒重复出现。

12.获得性失语性癫痫

获得性失语性癫痫又称为 Landau-Kleffner 综合征,4～7 岁发病最多,男孩多于女孩,发病前语言功能正常,听觉失认为特征,失语表现为能听见声音,但不能理解语言的含意,逐渐发展为语言表达障碍。大约有 50% 的患儿首发症状是失语,另 50% 的患儿首发症状为惊厥,惊厥为部分性发作或全身性发作;有 17%～25% 患儿没有惊厥发作;2/3 的患儿有明显的行为异常。脑电图背景波正常,一侧或双侧颞区有阵发性高幅棘波、尖波或棘慢波,睡眠时异常放电明显增多。本病预后表现不一,大多能控制惊厥发作,发病年龄小的患儿语言恢复困难。

13. 慢波睡眠中持续棘慢波的癫痫

慢波睡眠中持续棘慢波的癫痫发病为年龄依赖性,多在 3～10 岁发病,临床上存在获得性认知功能障碍,80%～90%的患者有部分性或全面性发作。脑电图呈现慢波睡眠中持续性癫痫样放电。多伴有全面的智力倒退。

14. 儿童失神癫痫

儿童失神癫痫多于 4～8 岁起病,6～7 岁发病最多,女孩多于男孩。失神发作表现为突然发生的意识丧失,两眼凝视前方,停止正在进行的活动,持续数秒到 1 分钟后意识恢复,发作频繁,每天数次至数十次。脑电图表现为双侧对称、弥漫性高波幅每秒 3 次棘慢波。过度换气可以诱发典型的脑电和临床发作。有一定的遗传倾向,预后良好。

15. 青少年失神癫痫

青少年失神癫痫在青春期左右发病,7～17 岁起病,发病年龄高峰在 10～12 岁,男女性别无差异,失神发作频率较少,不一定每天均有发作,多伴有全身强直-阵挛发作。脑电图表现为对称的棘慢波,每秒 3.5～4.0 次,额部占优势。本病治疗反应好。

16. 少年肌阵挛癫痫

少年肌阵挛癫痫在青春期前后发病,男女性别无大差异。本病有明显的遗传因素,基因定位报道在染色体 6p21.2、15q14 及 8q24。发作时主要表现为肌阵挛,突然发生肩外展、肘屈曲、屈髋、屈膝及跌倒,常伴膈肌收缩,发作多在醒后不久发生。也可能为单个的发作或重复发作,最后转为全身强直-阵挛发作。脑电图为弥漫的每秒3～6 次的棘慢波或多棘慢波。大部分患者服药能控制发作,有时需终身服药。

17. 觉醒时全身强直-阵挛癫痫

觉醒时全身强直-阵挛癫痫多发生在 10～20 岁,16～17 岁为高峰,本病有遗传倾向,大约 10%的患儿有癫痫家族史。发作多在醒后 1～2 小时内发生,包括半夜醒来或午睡醒后发作,表现为全身强直-阵挛发作,有时也可合并失神或肌阵挛发作。脑电图可见弥漫性异常放电,表现为棘慢波或多棘慢波。有时需描记睡眠到清醒时脑电图才能明确诊断。

18. 肌阵挛性失神癫痫

肌阵挛性失神癫痫多有遗传背景,目前多考虑特发性的原因。出生后数月至青春期都可发病,发病高峰在 7 岁左右,以肌阵挛性失神为特征性表现,常伴有强直性收缩。对药物治疗反应较差。

19.拉斯穆森综合征(Rasmussen's encephalitis)

拉斯穆森综合征是一特殊的、主要影响一侧大脑半球,伴有难治性部分性癫痫、进行性严重认知障碍与偏瘫,神经影像学检查早期正常,之后出现一侧大脑半球进行性萎缩,脑电图呈现背景活动不对称慢波活动,一侧为主的癫痫样放电。发病可能与感染及自身免疫异常有关。可接受手术治疗。

20.全面性癫痫伴热性惊厥附加症

全面性癫痫伴热性惊厥附加症为常染色体显性遗传,是一多个基因受累的单基因遗传癫痫。与其他癫痫综合征不同,全面性癫痫伴热性惊厥附加症需要家族背景的基础才能作出诊断。家族成员中存在热性惊厥或多种发作形式,如热性惊厥附加症、失神发作、肌阵挛发作及部分性发作等,每个受累者可以有一种或多种发作形式。预后良好。

21.边缘叶癫痫和新皮质癫痫

内侧颞叶癫痫为边缘叶癫痫,外侧颞叶癫痫、额叶癫痫、顶叶癫痫及枕叶癫痫属于新皮质癫痫。表现为相应部位相关的部分性发作的症状学与不同部位的癫痫样放电。

(四)癫痫持续状态

癫痫持续状态是指癫痫发作持续 30 分钟以上,或反复发作,且发作间期意识不能恢复。任何一种类型的癫痫发作都会发生癫痫持续状态。癫痫持续状态可能的原因和诱因包括脑外伤、颅内占位性病变、中枢感染、中毒及代谢性疾病等。抗癫痫药物应用不当、睡眠剥夺、药物戒断综合征、服用过多药物或高热为常见诱因。

1.惊厥性癫痫持续状态

惊厥性癫痫持续状态指阵发性或连续强直和(或)阵挛运动性发作,意识不恢复者伴有两侧性脑电图的痫性放电,持续时间超过 30 分钟。全身性惊厥持续状态往往是儿科急症,全面性强直-阵挛性发作、阵挛性发作、强直性发作及肌阵挛发作均可为癫痫持续状态;部分性惊厥发作也可呈局灶性惊厥癫痫持续状态。

2.非惊厥性癫痫持续状态

非惊厥性癫痫持续状态指持续发作的不同程度意识障碍、认知与行为异常,不伴有惊厥发生的脑功能障碍,伴有脑电图监护异常,持续时间＞30 分钟者。非惊厥性癫痫持续状态占各类癫痫持续状态的 19%～25%。非惊厥性癫痫持续状态主要包括典型失神性癫痫状态、非典型失神癫痫状态或精神运动性癫痫状态,可由全身性与部分性发作发展而来,其共同的特点为意识模糊、精神错乱及行为的改变,发作期脑电图脑电背景活动变慢,同时伴有痫性放电,而发作间期脑电图脑电活动增快。临床易误诊。非惊厥性癫痫状态可导致永久性认知和记忆功能障碍。

五、诊断

完整全面的癫痫诊断:发作期症状、发作类型与综合征的确定,以及明确癫痫的病因,进行儿童发育评估与神经系统功能评价。此外,对反复发作性症状的患儿,还应根据临床及脑电图检查鉴别其他非癫痫发作的疾病,如屏气发作、睡眠障碍、晕厥、习惯性阴部摩擦、多发性抽动及心因性发作等。

(一)临床资料

癫痫的诊断主要结合病史和临床表现,临床表现多具有突然发生、反复发作及自行缓解的特点。现病史应详细了解发作的特征,包括发作前诱因、先兆症状、发作的部位、发作的性质、发作的次数、发作时的意识情况和发作后的状况,以及既往发作史和用药史、家族史、发育里程的询问等。体格检查包括全身情况,特别是寻找与癫痫发作病因有关的特征,如特殊的外貌、皮肤各种色素斑及神经系统异常体征。

(二)脑电图检查

脑电图检查对癫痫的诊断和分类有很大价值,可出现各种阵发性活动,如尖波、棘波、尖慢波、棘慢波、多棘波及多棘慢波等。一般常规脑电图阳性率接近50%左右;加上过度换气、闪光刺激及睡眠脑电图诱发试验,可提高20%阳性率;一些多功能脑电图描记仪可使之阳性率提高至85%以上。做脑电图时应注意:原服的抗癫痫药物不需停用,以免诱发癫痫发作;脑电图阴性也不能完全排除癫痫,但仅有脑电图的痫样放电而无临床发作不能诊断为癫痫。

(三)辅助检查

各种实验室检查或神经影像学检查可帮助寻找癫痫的病因和对预后进行评价。

(1)必要的实验室检查,如血生化检查(血钙、血糖、电解质及其他生化物质等)、脑脊液检查、先天性遗传及代谢疾病筛查、血液与尿液筛查试验、神经免疫功能检查、染色体分析和基因定位检查、皮肤及肌肉活体组织检查。

(2)影像学检查如头颅计算机体层成像(computer tomography,CT)、磁共振成像(magnetic resonance imaging,MRI)、磁共振血管成像(magnetic resonance angiography,MRA)及数字减影血管造影(digital subtraction angiography,DSA)了解脑部结构异常;正电子发射体层成像(positron emission tomography,PET)及单光子发射计算机体层成像(singlephoton emission computed tomography,SPECT)了解大脑功能改变及帮助对癫痫进行定位;功能性磁共振成像(functional magnetic resonance imaging,fMRI)、脑磁图(magnetoencephalography,MEG)等检查,可帮助了解脑的结构与功能的关系。

(四)神经系统功能评价

在儿童癫痫的诊断中还应关注神经系统其他方面异常的诊断及全身各系统并发疾病的诊断。

(1)发育商及智商的评估:了解有无精神运动发育迟缓。

(2)各种诊断量表,如社会生活能力、儿童行为、情绪障碍及记忆量表等测定,可帮助发现心理及行为认知问题。

(3)语言评估:有无言语延迟、发育性言语困难、发音或构音障碍。

(4)视听觉功能检查:视力、视野、视觉诱发电位、听力测试,以及耳蜗电位图等可帮助发现感知障碍。神经系统功能评价可以为临床干预治疗提供帮助。

六、治疗

癫痫的治疗目的是控制癫痫发作,提高患儿生活质量。正确的诊断是合理治疗的前提。癫痫的综合治疗包括药物治疗(以抗癫痫药物治疗为主)和非药物治疗(预防危险因素、心理治疗、外科治疗、酮源性饮食治疗及病因治疗等)。

(一)抗癫痫药物治疗

抗癫痫药物治疗是控制发作的主要手段,癫痫药物治疗的原则如下。

1.尽早治疗

一旦诊断明确,宜尽早治疗,一般反复发作 2 次以上可给予抗癫痫药物治疗,但对初次发作呈癫痫持续状态或明显有脑损害的患儿应即刻开始规则用药。

2.根据发作类型选药

目前,药物选择主要根据癫痫的发作类型或癫痫综合征的类型选药,不合适的选药可能加重癫痫发作。

3.提倡单药治疗

尽量采用单一的抗癫痫药物,80%的病例单药治疗满意,剂量从小至大,逐渐达到有效治疗剂量,特别是卡马西平、氯硝西泮、扑米酮及新的抗癫痫药(拉莫三嗪、妥吡酯)等。此方法可减少药物的不良反应。

4.剂量个体化

同一发作类型或同一药物因个体而异,其治疗剂量应从小剂量开始,结合临床效应,做个体化的精细调整。此外,根据药物的半衰期合理安排服药次数,评价达到稳态血药浓度的时间。

5.换药需逐步过渡

当原有抗癫痫药物治疗无效,需换另一种新的抗癫痫药物时,两药交替应有一定时间的过渡期,逐渐停用原来的药物,避免癫痫复发或出现癫痫持续状态。血药浓度监测主要用于治疗不满意和联合用药的患儿。

6.注意药物相互作用

10%～15%的癫痫患儿对单药治疗无效,需联合两种或数种药物合并治疗。联合用药时应注意药物间的相互作用,如肝酶诱导剂有苯妥英钠、卡马西平、苯巴比妥及扑米酮;肝酶抑制剂有丙戊酸钠,联合用药或从合用方案中撤除某一药物可引起错综复杂的血药浓度的变化,了解药物之间的相互作用对指导癫痫治疗及调整药物剂量十分重要。

7.疗程要长,停药要慢

一般停止发作后需继续服用3～4年,脑电图监测正常后,经过1～2年逐渐减药至停药。若正值青春发育期,最好延迟至青春期以后停药。当然,不同病因、不同发作类型的癫痫服药疗程则不相同:失神发作控制后1～2年;新生儿癫痫控制后半年;脑炎、脑外伤继发癫痫,发作停止后1年;复杂部分性、失张力性发作或器质性病变引起全身性大发作者3～4年。

8.注意抗癫痫药物不良反应

定期随访,定期检测肝功能、肾功能和血药浓度,熟悉各种药物的不良反应。

(二)预防复发

寻找患儿癫痫的病因和诱发因素,应避免各种诱发因素,如感染、外伤、过度兴奋、睡眠剥夺及有害的感光刺激等,减少癫痫复发的概率。

(三)外科治疗

外科治疗的适应证主要是长期药物治疗无效的难治性癫痫及症状性部分性癫痫。近年来,术前定位及术后评价得到迅速发展。掌握手术的适应证并进行术前各种检查,如通过脑电图、硬膜下脑电图、SPECT、PET明确异常的部位和癫痫的起源;通过头部CT及MRI明确脑部结构改变。特别是新进开展的FMRI和IAP检查,既可帮助判断病灶的位置,还可确定脑部重要的皮质功能,对于手术的选择很有帮助。常见手术种类有大脑半球切除术、皮质切除术、胼胝体切除术、立体定向手术及颞叶切除术等，以达到切除病灶或阻断癫痫放电通路的目标。术后评估甚为重要，除观察临床发作外，还要进行神经心理测定，以及观察儿童生长发育情况。

(四)癫痫持续状态治疗

惊厥性癫痫持续状态的急救治疗是防治的重点；非惊厥性癫痫持续状态虽不会导致危及生命的全身并发症，但临床仍应积极处理，可用氯硝西泮等治疗。

(五)其他治疗

(1)对于难治性癫痫患儿还可使用非抗癫痫药物辅助治疗。钙通道阻滞剂(尼莫地平和氟桂利嗪)可以抑制钙离子内流，保护受损神经细胞，同时可预防血管痉挛及防治其引起的脑局部缺血缺氧。自由基清除剂及维生素 E，具有稳定细胞膜的作用。根据癫痫的神经免疫损伤机制，有学者主张静脉注射丙种球蛋白治疗婴儿痉挛与 Lennox-Gastaut 综合征[0.4 g/(kg·d)×5 天/疗程]，已取得一定疗效。

(2)此外，部分癫痫患儿伴有不同程度的脑损害，对癫痫小儿发育迟缓、心理障碍、行为异常及学习教育的研究已成为日渐关注的问题。针对运动、语言及智力障碍患儿进行早期康复训练；开展特殊教育及社会关爱活动，以最大限度地发挥孩子的潜能，提高癫痫患儿的生活质量。

第三节　病毒性脑炎

病毒性脑炎是指各种病毒感染引起的脑实质的炎症，如果仅仅脑膜受累称为病毒性脑膜炎，如果脑实质与脑膜同时受累则称为病毒性脑膜脑炎。该病是小儿最常见的神经系统感染性疾病之一，2 岁以内小儿脑炎的发病率最高，每年约为16.7/10 万，主要发生于夏秋季，约 70%的病毒性脑炎和脑膜炎发生于6～11 月。病毒性脑炎的病情轻重差异很大，轻者预后良好，重者可留有后遗症甚至导致死亡。

一、病因

目前国内外报道有 100 多种病毒可引起脑炎病变，但引起急性脑炎较常见的病毒是肠道病毒、单纯疱疹病毒、虫媒病毒、腺病毒、巨细胞病毒及某些传染病病毒等。由于计划免疫的不断广泛和深入,使得脊髓灰质炎病毒、麻疹病毒等引起的脑炎已经少见,腮腺炎病毒、风疹病毒及流行性乙型脑炎病毒等引起的脑炎也大幅度地减少。近年来肠道病毒71型引起的脑炎在亚洲流行,已造成极大危害。

不同病毒引起的脑炎,具有不同的流行特点。如流行性乙型脑炎,由蚊虫传播,因而主要发生在夏秋季节(7～9月)。人对乙脑病毒普遍易感,但感染后发病者少,多呈隐性感染,感染后可获得较持久的免疫力,故患病者大多为儿童,占患者总数的60%～70%,2～6岁发病率最高。在我国肠道病毒脑炎最常见,也主要发生在夏秋季,且大多数患者为小儿;肠道病毒71型引起的脑炎患儿多在5岁以下,重症致死者多在3岁以下。单纯疱疹病毒脑炎则高度散发,一年四季均可发生,且可感染所有年龄人群。

二、发病机制

(一)病毒性脑炎的感染途径

1.病毒入侵途径

病毒进入机体的主要途径有皮肤、结膜、呼吸道、肠道和泌尿生殖系统。

(1)完好的皮肤可以防止病毒的进入,当皮肤损伤或被虫媒咬伤时,病毒即可进入机体,例如日本乙型脑炎、森林脑炎病毒等。

(2)嗜神经病毒、肠道病毒和腺病毒可由结膜感染而进入中枢神经系统。

(3)呼吸道是病毒进入中枢神经系统的主要途径,这些病毒包括带状疱疹病毒、EB病毒、巨细胞病毒、淋巴脉络膜炎病毒、狂犬病毒、Lassa病毒、麻疹病毒、风疹和流感A病毒等。这些病毒可通过上呼吸道黏膜感染进入人体,亦可直接通过肺泡进入人体,当病毒颗粒直径≤5 μm时,可直接进入肺泡,诱发巨噬细胞破坏组织上皮,进入局部淋巴组织,经胸导管或局部淋巴结而扩散到全身,然后经血-脑屏障而进入中枢神经系统。

(4)消化道,如EB病毒、肠道病毒71型等,均可由消化道进入。

2.病毒到中枢神经系统的扩散途径

病毒感染机体后是否进入中枢神经系统取决于病毒的性质、病毒寄生部位以及机体对病毒的免疫反应。其主要扩散途径有以下几种。

(1)随血液进入:病毒进入人体后在局部复制,经淋巴结→淋巴管→胸导管进入血液产生初级的病毒血症,然后病毒随血流扩散到全身器官,并再次复制,导致次级病毒血症。病毒在血流中可以病毒颗粒的方式游离于血浆中(如肠道病毒)或与白细胞、血小板和红细胞并存(如麻疹病毒在淋巴细胞内,HIV在CD4$^+$T细胞内)。游离病毒颗粒经血液多次循环以后,可引起免疫反应或被抗体中和而排除。淋巴细胞内病毒有抗免疫能力,当达到一定浓度后可通过血-脑屏障而侵入中枢神经系统。有些病毒可以损伤血-脑屏障,如HIV-1感染血-脑屏障的内皮细胞,以非细胞溶解机制进入中枢神经系统,亦可经内皮细胞直接感染脑实质或进入脑脊液后再移行至脑实质而产生脑和脊髓实质的病毒感染。

(2)沿神经进入:病毒进入体内后,经过初级复制侵入局部周围神经,然后沿周围神经轴索向中枢侵入。例如,狂犬病毒、假狂犬病毒、脊髓灰质炎病毒、带状疱疹病毒和单纯疱疹病毒,这些病毒均可经局部神经沿轴索侵入。病毒颗粒在轴索内的移行速度很慢,狂犬病毒的移行速度为3 mm/d,单纯疱疹病毒的移行速度为16 mm/d。

(二)病毒性脑炎的免疫机制

病毒具有较强的免疫原性,能诱导机体产生免疫应答。其后果既可表现为抗病毒的保护作用,也可导致对脑组织的免疫损伤。

病毒感染后,首先激发中枢神经系统的胶质细胞表达大量的主要组织相容性复合体(MHC)Ⅰ类和Ⅱ类分子,这样胶质细胞就可作为抗原提呈细胞将病毒抗原处理成免疫原性多肽,以MHC分子-抗原肽复合物的形式表达于细胞表面。T细胞特异性的识别抗原提呈细胞所提呈的MHC分子-抗原肽复合物,然后被激活和增生,进而分化成效应细胞。活化的T细胞产生穿孔素和颗粒酶,穿孔素可与双层脂质膜结合,插入靶细胞膜,形成异常通道,使Na$^+$、水分子进入靶细胞内,K$^+$及大分子物质(如蛋白质)则从胞内逸出,从而改变细胞渗透压,最终导致细胞溶解。颗粒酶与穿孔素有协同作用,还有内源性核苷酸酶效应,在T细胞致靶细胞发生凋亡的过程中发挥重要作用。T细胞被激活后还可产生多种细胞因子,如TNF-α、IL-1β、IL-2、IL-4、IL-6和IFN-γ等,这些细胞因子中,TNF-α和IL-6参与了脑组织的破坏和死亡,而IFN-γ则能减少神经节内潜伏的病毒量,限制活化的病毒扩散从而降低感染的严重程度。因此病毒性脑炎引起的神经系统损伤主要原因如下:①病毒对神经组织的直接侵袭。病毒大量增殖,引起神经细胞变性、坏死和胶质细胞增生与炎症细胞浸润。②机体对病毒抗原的免疫反应。剧烈的炎症反应可导致脱髓鞘病变及血管和血管周围的损伤,而血管病变又影响脑循环加重脑组织损伤。

三、病理

受累脑组织及脑膜充血水肿,有单核细胞、浆细胞、淋巴细胞浸润,常环绕血管形成血管套。可有血管内皮及周围组织的坏死,胶质细胞增生可形成胶质结节。神经细胞呈现不同程度的变性、肿胀和坏死,可见噬神经细胞现象。神经细胞核内可形成包涵体,神经髓鞘变性、断裂。如果脱髓鞘病变严重,常提示是感染后或变态反应性脑炎。大多脑炎病变呈弥漫分布,但也有不少病毒具特异的嗜好性,如单纯疱疹病毒脑炎易侵犯颞叶,虫媒病毒脑炎往往累及全脑,但以大脑皮质、间脑和中脑最为严重。肠道病毒71型嗜好脑干神经核和脊髓前角细胞,易导致严重的脑干脑炎或脑干脊髓炎。

四、临床表现

由于病毒性脑炎的病变部位和轻重程度差别很大,因此临床表现多种多样,且轻重不一。轻者1~2周恢复,重者可持续数周或数月,甚至致死或致残。即使是同一病原引起者,也有很大差别。有的起病时症状较轻,但可迅速加重;有的起病突然,频繁惊厥;但大多患儿先有全身感染症状,而后出现神经系统的症状与体征。

(一)前驱症状

患者可有发热、头痛、上呼吸道感染症状、精神萎靡、恶心、呕吐、腹痛、肌痛等。

(二)神经系统症状体征

(1)颅内压增高:主要表现为头痛、呕吐、血压升高、心动过缓、婴儿前囟饱满等,严重时可出现去脑强直状态,甚至出现脑疝危及生命。

(2)意识障碍:轻者无意识障碍,重者可出现不同程度的意识障碍、精神症状和异常行为。少数患儿精神症状非常明显。

(3)惊厥:常出现全身性或局灶性抽搐。

(4)病理征和脑膜刺激征均可阳性。

(5)局灶性症状体征:如肢体瘫痪、失语、颅神经障碍等。一侧大脑血管病变为主者可出现小儿急性偏瘫;小脑受累明显时可出现共济失调;脑干受累明显时可出现交叉性偏瘫和中枢性呼吸衰竭;后组颅神经受累明显则出现吞咽困难,声音低微;基底神经节受累明显则出现手足徐动、舞蹈动作和扭转痉挛;肠道病毒71型易侵犯脑干背部,故常出现抖动、肌阵挛、共济失调、心率加快、血压改变、脑神经功能障碍等,重者由于迷走神经核严重受累可引起神经源性肺水肿、心功能障碍和休克。

(三)其他系统症状

如单纯疱疹病毒脑炎可伴有口唇或角膜疱疹,柯萨奇病毒脑炎可伴有心肌炎和各种不同类型的皮疹,腮腺炎脑炎常伴有腮腺肿大。肠道病毒 71 型脑炎可伴随手足口病或疱疹性咽峡炎。

五、辅助检查

(一)脑脊液检查

脑脊液压力增高,外观多清亮,白细胞总数增加,多在 $300 \times 10^6/L$ 以上,以淋巴细胞为主。少数患儿脑脊液白细胞总数可正常。单纯疱疹病毒脑炎脑脊液中常可见到红细胞。病毒性脑炎患儿脑脊液蛋白质大多轻度增高或正常,糖和氯化物无明显改变。脑脊液涂片或细菌培养均未发现细菌。

(二)病毒学检查

(1)病毒分离与鉴定:从脑脊液、脑组织中分离出病毒,具有确诊价值,但需时间较长。

(2)血清学检查:双份血清法,或早期 IgM 测定。

(3)分子生物学技术:PCR 技术可从患儿呼吸道分泌物、血液、脑脊液中检测病毒 DNA 序列,从而确定病原。

(三)脑电图

脑电图主要表现为高幅慢波,多呈弥漫性分布,可有痫样放电波,对诊断有参考价值。需要强调的是脑炎的脑电图变化是非特异性的,亦可见于其他原因引起的脑部疾病,必须结合病史及其他检查分析判断。

(四)影像学检查

严重病例 CT 和 MRI 均可显示炎性病灶形成的大小不等、界限不清、不规则低密度或高密度影灶,但轻症病脑患儿和病毒性脑炎的早期多不能发现明显异常改变。

六、诊断和鉴别诊断

病毒性脑炎的诊断主要靠病史、临床表现、脑脊液检查和病原学鉴定。在临床上应注意和下列疾病进行鉴别。

(一)化脓性脑膜炎

经过不规则治疗的化脓性脑膜炎,其脑脊液改变可以与病毒性脑炎相似,应结合病史、治疗经过、特别是病原学检查进行鉴别。

(二)结核性脑膜炎

婴幼儿结核性脑膜炎可以急性起病,而且脑脊液细胞总数及分类与病毒性脑炎相似,有时容易混淆。但结核性脑膜炎脑脊液糖和氯化物均低,常可问到结核接触史,身体其他部位常有结核灶,再结合 PPD 试验和红细胞沉降率等,可以鉴别。

(三)真菌性脑膜炎

起病较慢,病程长,颅内压增高明显,头痛剧烈,脑脊液墨汁染色可确立诊断。

(四)其他

如瑞氏综合征、中毒性脑病等亦需鉴别。

七、治疗

病毒性脑炎至今尚无特效治疗,仍以对症处理和支持疗法为主。

(一)一般治疗

应密切观察病情变化,加强护理,保证营养供给,维持水、电解质平衡,重症患儿有条件时应在 PICU 监护治疗。

(二)对症治疗

(1)控制高热可给予物理降温或化学药物降温。

(2)及时处理颅内压增高和呼吸循环功能障碍。对于颅内压明显增高的重患儿,迅速稳妥地降低颅内压非常重要。一般选用 20% 甘露醇,0.5~1.0 g/kg,每 4~8 小时 1 次,必要时再联合应用 3% 氯化钠、呋塞米、清蛋白、激素等。

(3)控制惊厥可适当应用止惊剂,如地西泮、苯巴比妥等。

(三)病因治疗

(1)对于疱疹病毒脑炎可给予阿昔洛韦治疗,每次 10 mg/kg,每次滴注时间为 1 小时以上,每 8 小时用 1 次,疗程1~2 周。

(2)甲型流感病毒可试用奥司他韦。

(3)对其他病毒感染可酌情选用干扰素、更昔洛韦、利巴韦林、静脉注射免疫球蛋白等。

(四)肾上腺皮质激素的应用

急性期应用可控制炎症反应,减轻脑水肿、降低颅内压,有一定疗效,但意见尚不一致。

(五)抗生素的应用

对于重症婴幼儿或继发细菌感染者,应适当给予抗生素。

(六)康复治疗

对于重症恢复期患儿或留有后遗症者,应进行康复治疗。可给予功能训练、针灸、按摩、高压氧等康复措施,以促进各种功能的恢复。

八、预后

大部分病毒性脑炎患儿在 1~2 周内康复,部分患儿病程较长。重症患儿可留下不同程度后遗症,如肢体瘫痪、癫痫、智力低下、失语、失明等。除肠道病毒 71 型引起者外,其他肠道病毒脑炎死亡率很低,后遗症也不多。但单纯疱疹病毒脑炎和乙型脑炎病死率仍在 10% 以上,且存活者后遗症发生率也高。

九、预防

由于风疹、麻疹、脊髓灰质炎、流行性乙型脑炎、流行性腮腺炎等减毒疫苗的广泛应用,使得这些病毒引起的脑炎已明显减少,但有些病毒(如埃可病毒、柯萨奇病毒、肠道病毒 71 型)尚不能用疫苗预防,因此应指导儿童加强体育锻炼,增强体质。开展爱国卫生运动,积极消灭蚊虫,保证饮食洁净等,对预防病毒性脑炎的发生有重要作用。

第四节 脑性瘫痪

小儿脑性瘫痪简称脑瘫,是由各种原因所致的非进行性脑损伤综合征,主要表现为中枢性运动障碍、肌张力异常、姿势及反射异常。并可同时伴有癫痫、智力低下、语言障碍、视觉及听觉障碍,以及继发性肌肉与骨骼问题。

一、流行病学

其患病率(一般以每 1 000 名活产儿中脑瘫患儿的数目来表示)在不同国家

或地区不尽相同,西方国家脑瘫患病率为 1.5‰～2.5‰(活婴)。没有证据表明脑瘫患病率存在地域差别。20 世纪 80 年代以后,低出生体重儿童脑瘫患病率呈上升趋势。具有早产、低出生体重、多胎,以及母亲高龄等特征者,脑瘫患病率较高。

二、病因

脑瘫的病因很多,既可发生于出生时,也可发生在出生前或出生后新生儿期。有时为多种因素所造成,约有 1/3 的病例,虽经追查,仍未能找到病因。多年来一直认为脑瘫的主要病因是早产、产伤、围产期窒息及核黄疸等,但存在这些病因的患儿并非全部发生脑瘫。故只能将这些因素视为有可能导致脑瘫的危险因素。Vojta 曾列出 40 余种可能导致脑瘫的危险因素,几乎包括了围产期及新生儿期所有异常情况。近年国内外对脑瘫的发病原因进行了许多研究。如有学者曾对 45 万名小儿自其母妊娠期直至出生后 7 岁进行了前瞻性的系统研究随访,显示脑瘫患病率为 4‰(活婴),同时发现出生窒息并非脑瘫的常见病因,多数高危妊娠所娩出的小儿神经系统均正常。其他国家对痉挛性脑瘫进行的病因研究也表明,仅有不到 10% 的脑瘫患儿在分娩过程中出现窒息。同时也有较多研究证明,近半数脑瘫发生在存活的高危早产儿及低出生体重儿中。因此,近年对脑瘫病因学的研究转入胚胎发育生物学领域。

对受孕前后与孕母相关的环境因素、遗传因素和疾病因素,如妊娠早期绒毛膜、羊膜及胎盘炎症,双胎等多因素进行探讨;对于这些因素所致的胚胎发育早期中枢神经系统及其他器官的先天畸形、脑室周围白质营养不良等多方面进行研究。很多学者认为,这些胚胎早期发育中的异常很可能是造成早产及围产期缺血缺氧的重要原因,而且是高危新生儿存活者以后发生脑瘫的重要基础。这些研究为脑瘫发病原因及今后早期干预提供了新的指导。

三、病理

脑瘫是一个综合征,可以由多种病因所引起,病理改变与病因有关。各种先天性原因所致的脑发育障碍,常有不同程度的大脑皮质萎缩和脑室扩大,可有神经细胞数减少和胶质细胞增生。早产儿缺血缺氧性脑病可引起室管膜下出血,脑室周围白质软化变性,可有多个坏死或变性区及囊腔形成。经内囊支配肢体的神经纤维区域(锥体束)常受累。核黄疸后遗症可有基底节对称的异常髓鞘形成过度,称为大理石状态。近年已发现一些脑瘫伴有癫痫的小儿,其脑组织有脑沟回发育不良、细胞移行异常和灰质异位等早期脑发育障碍。

四、临床表现

脑瘫临床表现多种多样，主要为运动功能障碍，表现如下。①运动发育落后：包括粗大运动或精细运动迟缓，主动运动减少。②肌张力异常：表现为肌张力亢进、肌强直、肌张力低下及肌张力不协调。③姿势异常：静止时姿势，如紧张性颈反射姿势、四肢强直姿势、角弓反张姿势、偏瘫姿势；活动时姿势异常，如舞蹈样手足徐动及扭转痉挛、痉挛性截瘫步态、小脑共济失调步态。④反射异常：表现为原始反射延缓消失、保护性反射延缓出现及 Vojta 姿势反射样式异常，Vojta 姿势反射包括牵拉反射、抬躯反射、Collin 水平及垂直反射、立位和倒位及斜位悬垂反射。

脑瘫常伴有其他障碍，如智力低下（占 30%～50%），癫痫（占 25%～50%），视力异常如斜视、弱视、眼球震颤等（占 50%左右），听力减退（占 10%～15%），以及语言障碍，认知和行为异常等。依据脑瘫运动功能障碍的范围和性质分型如下。

（一）痉挛型

痉挛型脑瘫发病率最高，占全部患者的 85%～90%，其中 1/3 为单侧性，2/3 为双侧性；常与其他类型脑瘫的症状混合出现，病变波及锥体束系统，主要表现为中枢性瘫痪，受累肢体肌张力增高、肢体活动受限、姿势异常、腱反射亢进及踝阵挛阳性，2 岁以后锥体束征仍阳性。上肢屈肌张力增高，表现为肩关节内收，肘关节、腕关节及手指关节屈曲。卧位时下肢膝关节、髋关节呈屈曲姿势；俯卧位时抬头困难；坐位开始时头向后仰，以后能坐时两腿伸直困难、脊柱后凸；跪时下肢呈"W"形；站立时髋、膝略屈，足尖着地；行走时呈踮足、剪刀样步态。

根据肢体受累的部位又分为单侧受累，如偏瘫；双侧受累，如双瘫、四肢瘫或三肢瘫等。

1. 痉挛性偏瘫

痉挛性偏瘫指一侧肢体及躯干受累，上肢受累程度多较下肢重。瘫痪侧肢体自发运动减少，行走延迟，偏瘫步态，患肢足尖着地。轻症偏瘫易延误诊断。约 1/3 的患儿在 1～2 岁时出现惊厥。约 25% 的患儿有认知功能异常，智力低下。

2. 痉挛性双瘫

痉挛性双瘫指四肢受累，但双下肢受累较重，上肢及躯干较轻。常在婴儿开始爬行时即被发现。托起小儿双腋可见双下肢呈剪刀状交叉。本型如以影响

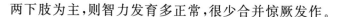

两下肢为主,则智力发育多正常,很少合并惊厥发作。

3.痉挛性四肢瘫

痉挛性四肢瘫指四肢及躯干均受累,上下肢严重程度类似,是脑瘫中最严重的类型,常合并智力低下、语言障碍、视觉异常和惊厥发作。

4.三肢瘫

三个肢体受累,多为上肢加双下肢瘫痪。

5.单瘫

单个肢体受累。单瘫表现轻微,易误诊,若发生在非利手,就更易误诊。

(二)不自主运动型

不自主运动型占全部患者的 7%,足月新生儿多见。主要病变在锥体外系统,表现为难以用意志控制的不自主运动,当进行有意识运动时,不自主、不协调及无效的运动增多。

1.手足徐动型

不自主运动动作在睡眠时消失。多有肌张力降低,抬头无力,喂养困难,常有舌伸出口外及流涎。1 岁后手足徐动逐渐明显,因口肌受累呈显著语言困难,说话时语句含糊,声调调节也受累。通常无锥体束征,手足徐动型脑瘫智力障碍不严重,惊厥亦不多见。随着围产期保健的广泛开展,此型现已少见。

2.强直型

此型很少见到,由于全身肌张力显著增高,身体异常僵硬,运动减少,主要为锥体外系症状,使其四肢做被动运动时,主动肌和拮抗肌有持续的阻力,肌张力呈铅管状或齿轮状增高,腱反射不亢进,常伴有严重智力低下。

3.震颤型

此型很少见,表现为四肢震颤,多为静止震颤。

同一病例常伴有多种不自主运动,如手足徐动、震颤及肌强直。

(三)共济失调型

共济失调型占全部患者的 4%,此型不多见,可单独或与其他型同时出现,主要病变在小脑。临床表现为步态不稳,走路时两足间距加宽,四肢动作不协调,上肢常有意向性震颤,指鼻试验易错误,肌张力低下。

(四)肌张力底下型

肌张力低下型表现为肌张力低下,四肢呈软瘫状,自主运动很少。仰卧位时四肢呈外展外旋位状,似仰翻的青蛙,俯卧位时头不能抬起。此型常易与肌肉病所致的肌弛缓相混,但肌张力低下型可引出腱反射。多数病例在婴幼儿期后转为痉挛型或手足徐动型。

(五)混合型

同一患儿可表现上述 2~3 个型的症状。痉挛型与手足徐动型常同时出现。还有少数患儿无法分类。

五、辅助检查

(一)脑电图

伴惊厥发作的患儿脑电图可见尖波、棘波及尖慢综合波;部分无惊厥发作患儿亦可出现癫痫样放电;个别患儿可有两侧波幅不对称。

(二)脑 CT 或 MRI 检查

脑 CT 或 MRI 检查可见脑萎缩、脑室周围白质软化灶、多发性脑软化灶及多囊性软化,可伴有先天性脑穿孔畸形、透明隔发育不良,以及脑室扩大等表现。神经影像检查可帮助查找脑瘫的病因。

六、诊断

脑瘫的诊断主要依靠病史、体格检查、发育评估和神经系统异常体征。辅助检查仅帮助探讨脑瘫的病因及判断预后。诊断脑性瘫痪应符合以下 2 个条件:①婴儿时期出现症状(如运动发育落后或各种运动障碍)。②需排除进行性疾病(如各种代谢病或变性疾病)所致的中枢性瘫痪及正常小儿一过性发育落后。此外,还应诊断脑瘫伴随的障碍,以制订全面的康复计划。

七、治疗

治疗的目的是利用各种综合治疗措施纠正异常的运动和姿势,减轻伤残程度,促进患儿正常发育。治疗的原则是早期诊断、全面评估、早期干预、康复管理。

(一)康复治疗

针对脑瘫患儿的现有能力进行功能障碍评定,制订合适小儿特点的训练方案,并备有训练的设施。功能训练具体内容如下。

1.运动疗法

运动疗法主要训练粗大运动,特别是下肢的功能,利用机械和物理手段改善残存运动功能,抑制不正常的姿势反射,诱导正常的运动发育。常用方法如下。①Bobath 技术:阻止异常的姿势反射活动,促进正常的姿势反射产生,培养正常的运动能力和自动反应能力。②Vojta疗法:通过刺激脑瘫患儿身体的一定部位,使患儿产生翻身和匍匐爬行两种反射运动模式,最终使这些反射运动变为主动运动,这些匍匐爬行被视为人体所有协调运动的先导。③Peto疗法:集体训练的引导法,把生理条件相似的患儿放在一起,包括粗动作训练、感觉运动训练、自助技能训练和特殊教育。

2.作业治疗

训练上肢和手的功能、眼手协调功能及日常生活能力,以提高日后的职业工作能力。

3.语言治疗

语言治疗包括发音训练及咀嚼吞咽功能训练。对于语言功能障碍要争取在语言发育关键期前进行。个例训练与集体训练相结合。及时纠正视觉障碍,有听力障碍者应尽早佩戴助听器。

4.物理治疗

物理治疗包括电疗和水疗等。患儿在水中能产生更多的自主运动,肌张力可得到改善,进而增加患儿对学习的信心。必要时配备合适的矫形器。

5.中医治疗

应用针灸、推拿以及按摩等进行康复治疗。

(二)外科矫形

外科矫形适用于步态趋于成熟的小儿(6～10岁)。主要适应证为痉挛性脑瘫患儿,目的在于矫正畸形、改善肌张力及改善肢体平衡。手术包括肌腱手术、神经手术及骨关节手术等。

(三)家庭教育

提倡家庭成员参与康复治疗。应加强患儿父母教育,学习功能训练手法及日常生活动作训练方法;全面关心患儿,注意合理营养和护理。此外,不同年龄、不同病情的儿童,其认知行为训练与学习生活安排应得到社会与家庭的共同关注。

(四)药物治疗

目前尚未发现治疗脑瘫的特效药物,仅为对症治疗,如为缓解手足徐动型的多动,可试用小剂量的苯海索;缓解肌痉挛可用巴氯芬、肉毒素 A、丹曲林及苯二氮䓬类药物等,降低肌张力,增加关节活动幅度和运动功能;合并癫痫者,根据发作类型与综合征类型选用抗癫痫药物治疗。

第三章

小儿循环系统疾病

第一节 风湿性心脏病

一、概述

风湿性心脏病是风湿热反复发作造成的心脏损害,是后天获得性心脏病的主要疾病之一。急性期表现为风湿性心肌炎,如累及心脏瓣膜而引起瓣膜的炎症反应,经过渗出期、增生期和瘢痕期,可造成瓣膜永久性的病变,导致瓣膜口狭窄和关闭不全,继而引起心脏扩大、心力衰竭和心律失常,二尖瓣最常受累,其次为主动脉瓣,为慢性风湿性心瓣膜病。

二、病因

风湿性心脏病是由 A 族溶血性链球菌感染后所发生的自身免疫性疾病。不断的链球菌感染、风湿热反复发作或持续时间长,风湿性心脏病的发病率明显增加。一般认为本病的发生与三个因素的相互作用有关。①A 族 β 溶血性链球菌致病的抗原性:链球菌 M 蛋白与人体组织特别是心肌组织的抗原有交叉的免疫反应。②易感组织器官的特性及免疫机制:通过急性风湿热患者瓣膜表面的内皮细胞研究发现,除了抗体和补体触发炎症之外,还发现 T 淋巴细胞通过活化瓣膜表面的内皮细胞浸润,在组织内参与了炎症反应。③宿主易感性:以往的研究发现,即使是较严重的 A 族链球菌感染流行,也仅有 $1\% \sim 3\%$ 未治疗的 A 族链球菌感染咽炎患者患病,提示存在宿主易感性。

三、诊断

根据病史、临床表现及辅助检查即可作出诊断。在诊断过程中,要注意评判是否伴发风湿活动。注意发现并发症,如心力衰竭、感染性心内膜炎、心律失常、心血管栓塞等。

(一)病史

风湿性心脏病多有风湿热病史,部分病程隐匿。

(二)临床表现

1.二尖瓣关闭不全

二尖瓣关闭不全是儿童期风湿性心脏病最常见的瓣膜病,轻度关闭不全可无症状,中重度关闭不全可出现疲倦、乏力等症状,疾病进展可出现心力衰竭症状。查体心前区隆起,心尖冲动弥散,可触及收缩期震颤,心界向左下扩大,第一心音降低,第二心音亢进且明显分裂,可闻及第三心音。心尖区闻及Ⅲ/Ⅵ级全收缩期粗糙的吹风样杂音,向左腋部及背部、肩脚下传导,左室扩大者产生二尖瓣相对狭窄,心尖部可闻及舒张中期杂音。

2.二尖瓣狭窄

由于瓣膜口狭窄的程度、病情进展速度及代偿的差异,临床表现可有不同,主要症状包括呼吸困难、咳嗽、反复呼吸道感染、生长发育迟缓、心力衰竭等。查体第一心音亢进,心尖部及胸骨左缘第4肋间处可闻及开瓣音,心尖部舒张期隆隆样杂音,随着二尖瓣口狭窄加重,肺动脉瓣区第二心音亢进。

3.主动脉瓣关闭不全

主动脉瓣关闭不全往往伴有二尖瓣病变,很少单独存在。轻度患者可无症状,重度患者在病变多年后出现症状。心悸为早期症状,严重者可出现心绞痛症状,多在左心衰竭后出现。体征包括周围血管征及主动脉瓣听诊区或胸骨左缘3、4肋间闻及叹气样高频舒张期杂音,呈递减型;严重关闭不全时心尖部可闻及低频、舒张早期隆隆样杂音,即 Austin-Flint 杂音。

4.主动脉瓣狭窄

轻症可无症状,中重度可出现发育迟缓、易疲劳、活动后气促、胸痛、晕厥等。查体主动脉瓣区可触及收缩期震颤,闻及喷射性收缩期杂音,伴有收缩期喀喇音。

(三)辅助检查

1.心电图

心电图可明确患者的心律,有无心肌缺血改变,是否合并有心房颤动等。

2.胸部 X 线

胸部 X 线可以了解心脏大小和肺部的改变。

3.超声心动图

超声心动图作为一种无创方法,已经是评价各瓣膜病变的主要手段之一,不仅可以测定心腔大小、心室功能,也可以测定跨瓣膜压差、瓣膜开口面积、肺动脉压力等指标。

4.心导管造影

目前,超声心动图技术已能比较全面地观察瓣膜的厚度、活动度及狭窄等情况,如合并重度肺动脉高压,或者心脏复杂畸形,可行心导管检查了解肺动脉高压的性质以及协助明确诊断。

四、鉴别诊断

风湿性心脏病应与以下几种疾病鉴别。

(1)左房黏液瘤:本病可出现与风湿性心脏病相似体征,但杂音往往间歇性出现,随体位而改变。患儿无风湿热史,有昏厥史,易出现反复动脉栓塞现象。超声心动图可见左房内有云雾状光团往返于左房和二尖瓣口。

(2)尚需与左向右分流型先天性心脏病、贫血性心脏病、扩张型心脏病等所致的相对性二尖瓣狭窄相鉴别。根据病史、体格检查以及超声心动图检查,不难做出鉴别。

五、治疗

(一)一般治疗

慢性心脏瓣膜病轻者可不必严格限制活动,中重度者需严格限制活动,避免剧烈活动诱发的心力衰竭、心绞痛以及晕厥。

饮食方面,除高热量膳食外,应给予足够的蛋白质及维生素 A 和维生素 C。

(二)抗生素治疗

(1)风湿热诊断明确后尽早开始治疗,应立即给予 1 个疗程的青霉素治疗(对青霉素不发生变态反应者)以清除链球菌。

(2)长期足疗程的抗生素治疗,预防风湿热复发,抗生素疗程不少于 5 年,最好到成人期。

(三)抗风湿治疗

对于风湿活动者,抗风湿治疗是必要的。常用药物为水杨酸制剂及肾上腺皮质激素。

(四)充血性心力衰竭的治疗

除给予吸氧、镇静外,可给予利尿剂、血管扩张剂和强心剂的治疗,洋地黄制剂的剂量应偏小(1/3～1/2 量)。

(五)心律失常的药物治疗

根据病情选用胺碘酮、洋地黄、β 受体阻滞剂等。合并慢性心房颤动者,宜长期口服阿司匹林以抗血小板聚集。

(六)外科治疗

风湿性心瓣膜病变内科治疗无效者应行外科手术或介入手术,包括瓣膜修复成形术、瓣膜置换术或球囊扩张术等。手术一般在心力衰竭症状有所改善、病情稳定后进行,风湿活动或感染性心内膜炎者在治愈后 3～6 个月才能手术。

第二节　病毒性心肌炎

病毒性心肌炎是指因病毒引起的局灶性或弥漫性的心肌间质性炎性渗出和心肌纤维的变性或坏死导致不同程度的心功能障碍和全身症状的疾病,常为全身疾病的一部分,部分可伴有心包炎或心内膜炎表现,其临床表现轻重不一,重者症状明显,轻者可无症状,在临床上往往不易识别,大多预后良好,少数可发生心力衰竭、心源性休克甚至猝死。

病毒性心肌炎是儿科临床中经常遇到的一个疾病,近年来发病率明显升高,在小儿心肌炎中占重要地位。

一、发病机制

目前已证实能引起心肌炎的病毒有 20 余种,如柯萨奇病毒、埃可病毒、脊髓灰质炎病毒、流感病毒、副流感病毒、腮腺炎病毒、麻疹病毒、风疹病毒、疱疹病毒及腺病毒、鼻病毒、EB 病毒等,其中以柯萨奇 B 组病毒多见,占 50% 左右,其次是腺病毒和埃可病毒。

病毒侵入体内首先引起病毒血症,继而进入心肌细胞,在心肌细胞内增殖直接损害心肌,或因其毒素影响引起心肌病变。电镜下可见到心肌中有病毒颗粒,免疫荧光检查在心肌中可找到特异性病毒抗原等。

病毒感染后经一段时间的潜伏期才出现心脏受累征象，某些患儿在病程后期心肌中已找不到病毒，心肌病变仍继续进展，血中测得的抗心肌抗体含量增高，免疫荧光检查发现在心肌中有免疫球蛋白及补体沉积。动物实验证明小鼠柯萨奇 B3 病毒在细胞免疫中起主导作用，病毒的局部损伤次之，自身反应性淋巴细胞对心肌细胞抗原有自身免疫作用，导致心肌细胞溶解坏死。

近年来，生化机制的研究认为活性氧可引起细胞损伤导致一些疾病。国内外报道，急性心肌炎患者红细胞超氧化物歧化酶降低可导致细胞内活性氧自由基增多，心肌细胞核酸断裂，多糖解聚，不饱和脂肪酸过氧化，造成心肌细胞膜损伤和引发线粒体氧化磷酸化作用改变而损伤心肌。

二、临床表现

小儿病毒性心肌炎的临床表现多种多样，轻重悬殊，轻者可无症状，极重者可出现暴发性心源性休克或急性充血性心力衰竭，严重心律失常者可猝死。自觉症状一般偏轻，与客观检查不相符。

典型症状与体征在心脏症状出现前数天或 2 周内有呼吸道或肠道感染，可伴有中度发热、咽痛、腹泻、皮疹等症状。某些病毒感染性疾病，如麻疹、流行性腮腺炎等，则有特异性征象。

主要症状有疲乏无力、食欲缺乏、恶心、呕吐、呼吸困难、面色苍白、发热，年长儿可诉心前区不适、心悸、头晕、腹痛、肌痛，严重者可发生昏厥、惊厥。体格检查：心脏大小正常或增大，多向两侧扩大，痊愈后可恢复正常。心尖部第一心音多低钝，可有奔马律，心率过速或过缓，或有心律失常，因常合并心包炎可听到心包摩擦音，严重伴心力衰竭者可出现水肿、气急、发绀、肺部湿啰音、肝大等，出现心源性休克者脉搏微弱、血压下降、皮肤发花、四肢湿冷。

临床上可根据病情分为轻、中、重三型，轻型可无症状或仅有一过性 ST-T 段改变，第一心音减弱，或有心动过速，心脏浊音界正常，中、重型多有充血性心力衰竭和心源性休克的表现，如及时治疗，多数病例经数天或数年后可获痊愈，少数患者未能控制而死亡。特别是出现心源性休克者，如抢救不及时，可在数小时或数天内死亡，少数心力衰竭可呈慢性经过，反复发生，迁延数年，最后因心力衰竭难于控制而死亡。

新生儿时期柯萨奇 B 组病毒感染引起的心肌炎，病情常较重，一般生后数小时可发病，大多在生后 10 天内起病，患儿发病突然，出现拒食、呕吐、发热、烦躁、气促、发绀、昏迷、惊厥或休克等表现,临床表现类似败血症,常伴有其他器官的炎症,如脑膜炎、肝炎等,可因发生急性心力衰竭而在数小时内死亡。

三、辅助检查

(一)X 线检查

心脏大小正常或轻度至重度增大,左心室较明显,心尖冲动减弱,常伴有肺淤血或肺水肿,少数可见心包积液或胸腔积液。

(二)心电图检查

心电图是诊断病毒性心肌炎的一个重要指标,对症诊断敏感性强而特异性差,常表现为 ST 段偏移,T 波低平、双向、倒置,QRS 波低电压,Q-T 间期延长,还可见各种心律失常(如期前收缩、阵发性心动过速、房室传导阻滞、心房扑动、心房颤动及心室颤动等),慢性病例可见左心室肥厚。

(三)超声心电图检查

早期多见左心室和左心房内径扩大,左心室流出道增宽,大约 1/3 的病例可见左心室扩大,室间隔及左心室后壁运动幅度降低。

(四)心肌酶检查

急性早期血清谷草转氨酶、肌酸激酶同工酶(CK-MB)及乳酸脱氢酶(LDH)含量均升高。其中 CK-MB 对心肌损伤的诊断较有意义。可作为心肌炎的早期诊断依据的 LDH 在体内分布较广泛,特异性差,相对来说 LDH 同工酶血清酶谱分析价值较大,正常的顺序为 $LDH_2 > LDH_1 > LDH_3 > LDH_4 > LDH_5$,如 $LDH_1 > LDH_2$ 或 $LDH_1 > 40\%$ 则对心肌炎诊断有意义。近年来国内外开展了血清心肌肌钙蛋白的检查,阴性率较高,时间维持较长,常用的有血清心肌肌钙蛋白(cTnT,cTnI),其中 cTnI 敏感性特异性较高。

(五)运动负荷试验检查

定期对幼儿或学龄儿童做踏车或食管心房心脏负荷试验,检查恢复期患儿心功能和心肌储备力,判断良性和病理性期前收缩。注意要从轻级开始,避免因突然激烈运动诱发心律失常而死亡。

(六)心内膜心肌活检

心内膜心肌活检作为诊断依据是特异性的方法,对判断病情、指导治疗、评价预后帮助极大,但有创伤性,且目前使用右心导管法取室间隔右面标本。而本病心肌损伤以左心室为主,并每次只取数小块组织,这样就难以反映全心病变,同时对同一患儿,不同的病理学检查者所得结果差异很大。

(七)病毒病原学诊断

疾病早期可从咽拭子、粪便、血液、心包液中分离出病毒,双份血清(间隔2～3周)测定同型病毒抗体滴度升降4倍以上者有助于病原学诊断,但限于技术条件和设备条件,较难推广。20世纪90年代以来逐渐开展了病毒核酸检查,其中核酸探针原位杂交法较准确,但需时较久,试剂需进口,故亦难以开展,聚合酶链式反应法比较简单,国内应用泛滥,假阳性和假阴性率较高,经严格规范后应用有发展前途。

四、诊断及鉴别诊断

(一)临床诊断依据

(1)心功能不全,心源性休克或心脑综合征。

(2)心脏扩大(X线、超声心动图检查具有表现之一)。

(3)心电图改变以R波为主的2个或2个以上主要导联(Ⅰ、Ⅱ、aVF、V_5)的ST-T段改变持续4天以上伴动脉变化、窦房传导阻滞、房室传导阻滞、完全性右束支或左束支传导阻滞,成对或并行性期前收缩,非房室结及房室折返引起的异位性心动过速,低电压(新生儿除外)及异常Q波。

(4)CK-MB水平升高或心肌肌钙蛋白($cTnI$或$cTnT$)阳性。

(二)病原学诊断依据

1.确诊指标

患儿心内膜、心肌、心包(活检,病理)或心包穿刺液检查结果满足以下条件之一者可确诊心肌炎由病毒引起。

(1)分离到病毒。

(2)用病毒核酸探针查到病毒核酸。

(3)特异性病毒抗体阳性。

2.参考依据

有以下条件之一者结合临床表现可考虑心肌炎系病毒引起。

(1)自患儿粪便、咽拭子或血液中分离出病毒,且恢复期血清同型抗体滴度较第一份血清升高或降低4倍以上。

(2)病程早期患儿血中特异性IgM抗体阳性。

（3）用病毒核酸探针自患儿血中查到病毒核酸。

（三）确诊依据

（1）具备临床诊断依据2项，可临床诊断为心肌炎，发病同时或发病前1～3周有病毒感染的证据支持诊断。

（2）同时具备病原学确诊依据之一，可临床诊断为病毒性心肌炎；具备病原学参考依据之一，可临床诊断为病毒性心肌炎。

（3）凡不具备确诊依据，应给予必要的治疗或随诊，根据病情变化，确诊或排除心肌炎。

（4）应排除风湿性心肌炎、中毒性心肌炎、先天性心脏病、结缔组织及代谢性疾病的心肌损害，以及甲状腺功能亢进、原发性心肌病、心内膜弹力纤维增生、先天性房室传导阻滞、心脏自主神经功能异常、受体功能亢进及药物引起的心电图改变。

病毒性心肌炎应与风湿性心肌炎、中毒性心肌炎、皮肤黏膜淋巴结综合征、原发性心肌病、先天性心脏病、结缔组织病和代谢性疾病的心肌损害，以及先天性房室传导阻滞、高原性心脏病、克山病、良性期前收缩、神经功能或电解质紊乱、药物引起的心电图改变相鉴别。

五、治疗

目前无特效疗法，主要采取综合措施及对症治疗，关键是早期治疗，同时注意抗病毒，并防止病毒持续存在，晚期注意防止演变为心肌病，同时注意改善心功能。

（一）休息

休息对患儿至关重要，急性期不论症状轻重均需卧床休息，一般认为至少到体温正常后3～4周。有心力衰竭、心脏扩大者，休息应不少于6个月，且应等心力衰竭完全控制或心脏大小恢复正常后再逐步增加活动量。

（二）抗生素治疗

虽然抗生素对病毒性心肌炎无直接作用，但因细菌感染是本病的重要条件，特别是链球菌与心肌有共同抗原，感染链球菌后易引起变态反应性心肌损伤，因此在开始治疗时，应用青霉素或其他敏感抗生素治疗1～2周，以消除链球菌和其他敏感细菌。

（三）抗病毒治疗

本病是因病毒进入细胞导致发病，且先有病毒血症过程，故急性期症状显著可选用利巴韦林、阿昔洛韦等抗病毒药治疗,但由于抗病毒药多不能进入细胞,有人试用干扰素认为有效,还有人试用丙种球蛋白及牛磺酸进行动物实验,取得了较好的疗效。

(四)自由基消除剂及心脏营养剂的使用

1.维生素C

维生素C作为一种还原剂,有消除过多自由基的作用,且可增加冠状动脉血流量,剂量为 $100\sim200$ g/(kg·d),疗程4周。

2.辅酶Q10

辅酶Q10可激活细胞代谢和细胞呼吸,是心肌代谢的重要辅酶,在呼吸链中起递氢作用,能抑制线粒体的过氧化,从而保护心肌,每天肌内注射5 g,连用 $1\sim3$ 个月。

3.能量合剂

通常用三磷酸腺苷(adenosine triphosphate,ATP),辅酶A(50 U),胰岛素($4\sim6$ U),10%氯化钾8 mL溶于10%的葡萄糖250 mL中静脉滴注,每天或隔天一次,10天为1个疗程。

4.1,6-二磷酸果糖

1,6-二磷酸果糖可改善心肌代谢,剂量为每天 $100\sim250$ mg/kg,每天一次,连用 $1\sim3$ 周。

5.肾上腺皮质激素的应用

对激素是否用于病毒性心肌炎,国内外都有争论,多数人认为只用于心源性休克和病中发生的完全性房室传导阻滞,对难控制的心力衰竭和其他治疗无效者也可试用。病毒感染 $10\sim15$ 天内和轻症病例不用肾上腺皮质激素,一般使用氢化可的松 $15\sim20$ mg/(kg·d),静脉滴注,症状减轻后改为泼尼松口服, $1\sim2$ mg/(kg·d),疗程 $4\sim8$ 周。

(五)心源性休克的治疗

1.补液

心肌炎引起的心源性休克是由于心肌收缩无力,心排血量急剧下降导致的。为了恢复循环血量,保证入量,增加前负荷,应静脉补液,但不能过多过快,以免加重心脏负担。24小时补液总量控制在 $1\,000\sim1\,200$ mL/m²,可按下列顺序补液:①右旋糖酐-40 10 mL/kg, $30\sim60$ 分钟滴完,可以恢复循环血量,改善微循环,预防血栓形成。②有酸中毒者应输碳酸氢钠溶液 $10\sim15$ mL/kg,在 $30\sim$

60 分钟滴完。③其余所有液体量用维持液(每 100 mL 含氯化钠 0.18 g,氯化钾 0.15 g,葡萄糖 5～10 g)补足,但应注意氯化钾应在患儿有尿排出后加入,以均匀速度在22～23 小时内输入。

2.大剂量维生素 C

建立另一条静脉通道,静脉注射维生素 C,剂量 100～200 mg/kg,用 10％的葡萄糖溶液稀释,在开始抢救时缓慢静脉注射(5～10 分钟),如血压仍低或上升不稳定,可在半小时至 1 小时内重复注射一次,至血压稳定后,以同样剂量每 6～12 小时注射一次。也可加用多巴胺,第一个 24 小时可用 3～5 mg 加入前述维持液 200～300 mL 中,按 2～5 μg/(kg·min)的速度静脉滴注,监测血压,根据血压及所输入的总液体量调整药物浓度和滴注速度,病情好转后,减量至停用多巴胺。

此外,还可使用激素和改善心肌代谢的药物 1,6-二磷酸果糖和能量合剂。

(六)控制心力衰竭和严重心律失常

值得提出的是,心肌炎症时心肌对洋地黄类药物较敏感,宜选用快速制剂,总量较一般情况下减少 1/3～1/2,每次剂量勿超过总量的 1/3。

第三节　心　力　衰　竭

心力衰竭指心脏不能泵出足够的血液以满足机体代谢所需的一种病理生理状态,可因心肌功能受损或血流动力学负荷过重引起。

心肌收缩功能受损所导致的心排血量降低,常见于心肌缺血性心脏病或原发性心肌病患者。因心脏舒张期充盈不足所致心排血量减少者少见,如流入道梗阻、限制性心肌病、缩窄性心包炎。在小儿,最常见的心力衰竭原因为心脏结构异常所造成的心室负荷异常,尽管此时心肌收缩力可能仍然正常。心脏负荷异常包括心室压力负荷过重和容量负荷过重。如存在流出道梗阻(主动脉瓣狭窄、肺动脉瓣狭窄),心室后负荷增加,即压力负荷增加;如有大量左向右分流、瓣膜严重反流或体循环动静脉瘘时,容量负荷增加。此外,在代谢亢进和(或)后负荷降低时,如甲状腺功能亢进、贫血,心脏需泵出更多血量以提供足够的氧和其他营养物质满足机体的需要,由此而造成的心力衰竭称高排血量型心力衰竭。

上述原因可单独或共同存在。

一、病因学

(一)胎儿心力衰竭

随着胎儿超声检查的广泛应用,临床上越来越多的胎儿心力衰竭得到了诊断,其主要表现为腹腔、心包、胸腔的积液,严重时可有胎儿水肿。最常见原因为持续性室上性心动过速,可伴或不伴心脏结构异常。完全性房室传导阻滞伴缓慢心室率可在母亲患有系统性红斑狼疮时出现。心脏结构异常伴严重的瓣膜反流所致者及出生前卵圆孔早闭导致胎儿心力衰竭者较少见。此外,原发性心肌病如心内膜弹力纤维增生症、先天性心肌病和病毒性心肌炎所致者亦不常见。高排血量型心力衰竭可能与严重的贫血或体循环动静脉瘘有关。

(二)新生儿心力衰竭

足月新生儿充血性心力衰竭多因心肌功能障碍所致,常见于围产期窒息所致的一过性心肌缺血,表现为血清心肌酶含量增高、乳头肌功能障碍伴房室瓣严重反流。继发原因包括代谢紊乱(低血糖、低血钙)和败血症,病毒性心肌炎为少见原因。

除前述的各种原因引起的严重贫血外,分娩时婴儿严重出血所致的贫血及其他溶血性贫血也可导致高排血量型心力衰竭。心律失常同样可导致心力衰竭。

生后第一天出现心力衰竭的心脏结构异常的心脏病多见于典型的右心室容量负荷过重者,最常见的畸形包括可能因三尖瓣发育不良所致的严重三尖瓣反流、一过性心肌缺血;肺动脉瓣缺如综合征所致的严重肺动脉瓣反流少见,此时可闻及高调的病理性杂音。

1.新生儿早期心力衰竭(出生后第一周)

结构性心脏畸形尤其是左心室流出道梗阻(严重主动脉狭窄、水肿、主动脉弓中断)伴动脉导管闭锁,是导致心力衰竭的最重要原因,典型表现为动脉导管关闭而左心室后负荷急剧增高。在左心发育不全综合征时,动脉导管的收缩导致体循环、冠状动脉血流量减少,临床上即出现心力衰竭的表现。严重肺动脉瓣狭窄可表现为右心衰竭,但心房水平的右向左分流造成的中心性发绀更多见。在早产儿肺血管阻力快速降低时,若伴有呼吸窘迫综合征,血液通过未闭的动脉导管,会形成大量的左向右分流。

引起心力衰竭的其他原因,如继发的心肌功能障碍、心律失常。继发于围产期窒息的一过性心肌功能障碍少见。少数非心脏原因,如肾脏异常和内分泌异

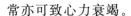

常亦可致心力衰竭。

2.小婴儿心力衰竭(出生后2～3个月)

左向右分流型的心脏结构畸形多在此时期出现心力衰竭的典型表现,这与生后肺血管阻力降低和肺循环血流量增加有关。紫绀型先天性心脏病如永存动脉干、不伴肺动脉血流梗阻的单心室和完全性肺静脉异位引流等常因伴氧合和非氧合血的混合和肺循环血流量增多而出现心力衰竭表现。同样,左冠状动脉异常起源于肺动脉者,可由于肺动脉压力下降使来自肺动脉的冠脉供血减少而出现心力衰竭。

心肌收缩功能的损害可因扩张型心肌病所致,其病因至今不明,亦可能与代谢性疾病有关。婴儿糖原贮积病自6周至3个月即可表现为心力衰竭症状及体征,其他症状包括肌张力降低、肌肉无力、跟腱反射消失。

非心脏原因,如肾脏、内分泌疾病亦少见。因早产儿慢性肺部疾病所致的单纯右心衰竭并不少见,尽管体格检查时仍以胸部体征为主。

3.儿童及青少年心力衰竭

在儿童及青春期出现心力衰竭症状者并不常见。在手术前伴有心力衰竭的先天性心脏病患者往往在儿童早期即有心力衰竭的症状。但本年龄组亦可见许多后天性损害而致心力衰竭者。

二、病理生理

心脏异常负荷、心肌收缩或舒张功能异常均可致心力衰竭,心功能变化可用压力-容积关系曲线表示(图3-1)。一方面,随着容量负荷的增加,如大量的左向右分流,心室舒张末期容量增加(图3-1A),充盈压增加,致体肺静脉淤血。另一方面,压力负荷增加,如水肿,致每搏输出量减少(图3-1B),为保持正常每搏输出量,舒张末期压力及容积增加,临床上出现静脉淤血症状。心肌收缩功能降低,压力-容积曲线降低,心脏射血功能减少(图3-1C),为恢复每搏输出量,舒张末期压力和容积继续增加。舒张期充盈受损,舒张期压力-容积曲线左移(图3-1D),使一定的舒张末期压力下,每搏输出量减少。为维持一定的心排血量,必须使血容量增加,以增加心室的充盈。舒张期充盈压增加,临床表现为静脉的淤血。

心力衰竭的细胞学表现为肌纤维膜、肌浆网、肌纤维异常。心力衰竭患者常存在由钙离子流出所诱发的兴奋收缩偶联过程异常。有研究表明,在人类充血性心力衰竭患者及动物实验中肌浆网ATP酶、钙离子摄取功能降低。这些异常可降低肌浆网可释放的钙离子浓度而降低心肌收缩力,直接导致舒张期延长。同时对于肾上腺素能兴奋作用反应降低。人类心力衰竭患者后期心脏 β 受体数量减少,同时对于 β 受体激动剂的正性肌力作用反应降低。对于衰竭的心肌该反应利于减少能量消耗,亦是心力衰竭患者使用受体阻滞剂的原因之一。但受体敏感性降低可使心肌收缩力进一步降低。

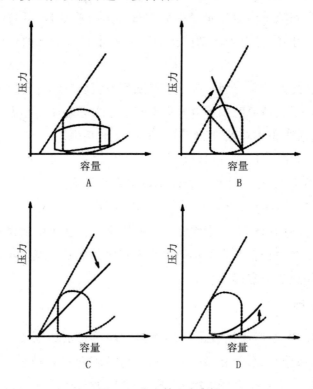

图 3-1　充血性心力衰竭

　　心力衰竭时心脏代偿机制调节心脏及循环系统之间的关系。神经体液调节导致心力衰竭综合征。肾素-血管紧张素-醛固酮系统和交感神经系统的活化直接导致心肌毒性和外周血管收缩,使心室重构和心室功能恶化。水、钠潴留导致心脏扩大,继发性心房扩张致心房利钠肽释放,具有利尿、使尿钠含量增多、扩张血管的作用,但该因子导致心力衰竭的机制不明。根据 Frank-Starling 机制,心室扩张将导致每搏输出量增加。但扩张的心室为维持心室收缩压力需增加室壁张力,这将使耗氧量增加。为此,心肌逐渐代偿性肥厚以降低室壁张力和降低心肌耗氧量。多种机制和体液刺激导致心肌肥厚,严重的心肌肥厚将导致心内膜下缺血。压力负荷过重常导致室壁增厚直至心力衰竭晚期心室才出现扩张。相反,心腔扩张在任何时期均为心脏容量负荷过重的表现。为增加心排血量,肾上腺素能活性增加。β肾上腺素能活性增强致心率和心肌收缩力增加以改善体循环心排血量。提高α肾上腺素能活性可导致心排血量的重新分配,机体可以通过肾脏、胃肠道和皮肤血管床的收缩来减少这些器官的血供,以保证心肌和中枢神经系统的血液供给。随着后负荷的增加,心脏收缩功能将进一步受到损害。

新生儿代偿机制不完善,心脏舒张期容量较高,因而舒张期容量储备有限。此外,心肌的静止张力较任何牵张程度都高,意味着心室顺应性降低,因此不能充分耐受容量负荷的增加,舒张末期压力过高在早期即可发展为肺水肿。心肌收缩使新生儿心肌静息长度下产生的张力低于成人,与其中无收缩成分占优势有关。此外,对于后负荷增加而产生张力的能力亦有限。新生儿尚有心室间的相互依赖。因此,一侧心室的压力或容量负荷增加将影响另一侧心室的充盈和功能。

三、遗传学

过去的一二十年,基因表达改变在心力衰竭的病理生理学机制中所起的作用已受到重视。大量工作集中于遗传性心肌病的研究。编码肌小节蛋白,包括肌球蛋白链、肌钙蛋白和心肌收缩系统的其他成分的基因发生突变已被证明可导致家族性肥厚性心肌病。家族性扩张性心肌病被认为与基因突变有关,包括X性连锁扩张性心肌病中的营养障碍基因突变及晚近发现的肌动蛋白基因突变。儿童慢性心肌病的其他病因,如先天性心脏病等的分子水平研究较少。许多慢性心肌病都有一共同的基因表达形式,即胎儿基因程序的表达上调,胎儿肌动蛋白和肌凝蛋白亚型亦出现表达异常。此外,已有研究证实,可以改变衰竭心肌获取钙离子能力的钙调蛋白也有显著变化。在形成心功能衰竭的过程中,常伴随有其他蛋白通过转录、翻译、磷酸化激活等方式进行的调节。衰竭的心脏可通过增加血管紧张素转换酶活性和心肌张力使心肌细胞局部释放血管紧张素Ⅱ。β肾上腺素能系统的重要作用已被转基因鼠模型所证实。具有心肌特异性β₂受体过度表达型的转基因鼠患扩张型心肌病的比例较高。β肾上腺素能信号系统其他方面的过度表达同样可损害心室功能。儿科心血管病工作者所面临的挑战是应用这些成果来治疗他们的患者。

四、临床表现

在充血性心力衰竭的诊断中病史非常重要。婴儿主要的体力消耗为吃奶,常见症状为吃奶时呼吸急促、易疲劳,以后安静时亦可出现。此外,有反复下呼吸道感染病史。肾上腺素能神经紧张性增强致多汗,吃奶时尤甚。由于热量摄取减少而消耗增多,患儿生长发育落后。年长儿及青少年可表现为体重减轻、精神不振,另一方面,水潴留可致体重在短期内增加。呼吸急促、活动能力降低为特征性表现。年长儿偶有端坐呼吸或发作性夜间呼吸困难病史,但该主诉在儿科极少见。偶有继发于胃肠道淤血的食欲缺乏、恶心等症状。心力衰竭代偿阶段过度的水盐摄入可加重心力衰竭的症状和体征。

体格检查可发现体循环心排血量减少,体循环、肺循环静脉淤血,心动过速是机体增加心排血量的一种适应性代偿。体循环血量减少表现为肢端发凉、毛细血管再充盈时间延长、外周血管搏动减弱。心脏检查时心力衰竭的征象常被心脏结构异常所遮盖,心脏常扩大。顺应性下降、相对僵硬的心室快速充盈可导致第三心音增强而出现奔马律,此外,还有呼吸急促、呼吸困难和肋间隙凹陷等肺静脉淤血体征。婴儿的小气道水肿可致哮鸣音,湿啰音少见,一旦出现为并发肺炎的表现。严重充血性心力衰竭时,因肺内液体积聚、气体交换出现障碍,患儿可产生轻度的发绀。低心排血量和氧摄取量增加导致周围性发绀,体静脉淤血表现为肝大。婴儿由于颈部短,颈静脉扩张不易观察。外周水肿在婴儿极少见,即使在年长儿亦仅当右侧心力衰竭严重或心室充盈严重受限,如限制性心包炎和限制性心肌病时才出现。

由纽约心脏协会制定的分类方法对于判定年长儿和青少年心力衰竭严重程度有重要作用。该分类方法依据机体因疲劳综合征引起的活动能力受限程度以及是否有因心脏疾病导致的心悸、呼吸困难或咽峡炎来进行判定。Ⅰ级,活动能力不受限;Ⅱ级,一般体力活动后出现上述症状;Ⅲ级,轻微活动即可出现;Ⅳ级,安静时出现症状。对于婴儿和幼儿,有学者曾提出另一种分类方法:Ⅰ级,无活动受限及症状;Ⅱ级,有中等程度的呼吸急促或吃奶时多汗、疲劳,以及喂奶时间延长、生长发育落后;Ⅲ级,上述症状明显;Ⅳ级,安静时即可有呼吸急促、呻吟或多汗。

五、辅助检查

(一)胸部 X 线检查

胸部 X 线检查均表现为心影扩大,限制性心肌病和缩窄性心包炎例外。肺血管纹理常增多,与肺动静脉淤血鉴别较困难。胸腔积液少见。

(二)心电图检查

心电图对诊断心力衰竭无特异性,可表现为非特异性的 T 波及 ST 段改变。

(三)实验室检查

由于肺静脉严重淤血,血气分析显示动脉氧分压降低和呼吸性酸中毒。另一方面,代谢性酸中毒意味着严重的体循环障碍。电解质紊乱包括低钠血症、低氯血症和碳酸氢盐增加。低钠血症为水潴留所致,肾脏对呼吸性酸中毒的代偿导致低氯血症和碳酸氢盐增加。

(四)超声心动图检查

超声心动图可了解潜在的心脏结构损害及血流动力学异常。此外,还可无创性估计心脏收缩和舒张功能。另外,对心力衰竭患者的随访和对治疗效果的评价的系列研究对临床具有一定的指导意义。

(五)心导管检查

诊断性心导管检查并非必需的检查,但对诊断和治疗有特殊意义时仍需进行。对疑有心肌病和心内膜弹力纤维增生症者需行心内膜心肌活体组织检查,心力衰竭导致心律失常者可考虑心电生理检查。

六、治疗

一般治疗包括卧床休息、抬高头部和肩部以改善肺功能,限制液体摄入量、高热量饮食,吸氧,呼吸困难严重时予以机械通气支持。如有大的左向右分流,吸氧宜慎重,因其可降低肺血管阻力而加重左向右的分流。

特殊治疗方法需根据不同的病因而定。但以下原则适用于大多数患者:药物治疗,消除诱发因素(如感染、心律失常、电解质紊乱),对导致心力衰竭的根本原因进行手术或心导管介入治疗。循环系统机械支持(主动脉内球囊反搏或心室辅助系统)可帮助患儿顺利度过危险期。对于晚期心力衰竭患者,心脏移植为唯一的可行措施。

在此主要讨论心力衰竭的药物治疗,减轻体循环静脉淤血(利尿剂),改善心肌收缩功能(正性肌力药物)或减轻心脏后负荷(血管扩张剂)。

(一)利尿剂

利尿剂用于减轻心脏过多的容量负荷,降低心室壁压力,从而消除心肌重构的潜在刺激因素。临床常用的利尿剂有袢利尿剂、醛固酮拮抗剂和噻嗪类。袢利尿剂(呋塞米、依他尼酸)常用且有效。螺内酯为一种醛固酮拮抗剂,有较轻的利尿效果,但因可降低成人心力衰竭患者病死率和住院率,近来正在引起关注。通常和呋塞米联合使用以减少尿中钾离子的丢失。氯噻嗪利尿作用较弱,美托拉宗为一种较强的噻嗪类利尿剂,患儿伴有严重的水潴留且对呋塞米不敏感时使用有确切疗效。常见并发症有电解质、酸碱平衡紊乱(低钠血症、低钾血症、使用保钾利尿剂所致的高钾血症、低血容量所致的代谢性碱中毒)。长期使用袢利尿剂和噻嗪类利尿剂可致高尿酸血症,但患儿常无症状。

(二)地高辛

地高辛为治疗婴儿和儿童心力衰竭的最基本、最常用的洋地黄类药物,其主要作用为抑制钠钾泵 ATP 酶活性,减少钠离子由细胞内流出导致钠钙竞争及钠钾交换机制的运行。细胞内钙离子浓度逐渐增加,使心肌收缩能力增强。心肌收缩力的增强和临床症状的改善并不一致。有证据表明,强心苷可以提高副交感神经以及动脉血管压力感受器的活性,从而降低中枢交感神经冲动,产生一种有利的神经体液调节作用。

地高辛可静脉用于急性的或严重的心力衰竭。但其他可静脉给药的正性肌力药物可能更安全、更有效。许多婴儿和儿童可不用负荷量只用维持量口服,4～5 天内可达洋地黄化量。地高辛治疗量和中毒量非常接近,使用时应慎重,以产生避免致命的并发症。地高辛中毒临床表现多样,心外表现包括恶心、呕吐、视力障碍和行为异常;心律失常包括心动过缓、室上性心动过速、室性心动过速、异位节律。地高辛中毒治疗包括停药、测定血药浓度、治疗心律失常、避免低钾血症,如有生命危险可使用特异性抗原结合抗体。

(三)其他正性肌力药物

对于低心排血量状态的紧急处理可使用某些正性肌力药物静脉滴注,通常此类药物主要具有 β_1 受体兴奋作用。多巴胺直接刺激 β_1 受体,使心肌释放去甲肾上腺素。多巴酚丁胺是另一种 β_1 受体兴奋剂,但其影响心肌收缩力的作用与前者相比较弱。小剂量的肾上腺素在增强心肌收缩力的同时可扩张收缩的血管床,大剂量有强烈的血管收缩作用。异丙肾上腺素只是 β_1 受体和 β_2 受体激动剂,因其可致心律失常,临床少用。

(四)血管扩张剂

血管扩张剂可降低心脏前、后负荷,一定剂量时可降低血压。血管扩张剂一方面通过舒张小动脉平滑肌以降低后负荷;另一方面可降低前负荷,以减少肺循环、体循环静脉的淤血。在术后早期,如需控制血压和调节前、后负荷以便达到最大的心排血量,临床上可用硝普钠、硝酸甘油、氨力农、米力农;如需长期减轻后负荷,则可用硫酸双肼屈嗪和血管紧张素转换酶抑制剂。

本类药物中,只有血管紧张素转换酶抑制剂被证实在成人中长期使用可降低病死率。除血管扩张作用外,血管紧张素转换酶抑制剂还可防止和逆转心肌纤维化。在临床上用血管紧张素转换酶抑制剂治疗患有大量左向右分流的先天性心脏病和扩张型心肌病的婴儿和儿童时,效果良好。临床上多选用卡托普利和依那普利。应用这些药物可造成高钾血症,因此临床上不应同时补钾,亦不必使用保钾利尿剂(如螺内酯)。

(五)磷酸二酯酶抑制剂

新型的磷酸二酯酶抑制剂可提高心肌收缩力和扩张外周血管。目前,临床上常用的氨力农和米力农主要通过作用于磷酸二酯酶Ⅲ,来抑制 cAMP 的灭活,心肌细胞内 cAMP 含量增加可使细胞内钙离子浓度增加和心肌收缩力增强。血管平滑肌中 cAMP 的增加可抑制蛋白激酶活性导致血管扩张和后负荷降低。不良反应包括低血压、心律失常和血小板计数减少,尤在使用氨力农后易发生。目前,北美洲多家医疗中心对儿科心脏术后低心排血量综合征高危人群预防性使用米力农的安全性和有效性的随机双盲安慰剂对照研究正在进行中。

(六)β受体阻滞剂

近来的临床应用表明,β受体阻滞剂可通过肌细胞的生物学改变提高心肌收缩力,增加左心室射血分数,降低左心室容量负荷。其可能的机制是屏蔽儿茶酚胺的心肌毒性作用,上调 β_1 受体的表达以及逆转过度的神经-体液刺激。第三代β受体阻滞剂另有血管扩张作用,可有效地改善血流动力学。有限的研究表明,此类药物可改善儿童的左心室功能,提高运动耐量,减少了特发性心肌病、药物诱发性心肌病或遗传性心肌病所导致的心脏移植概率。

第四节 高 血 压

小儿血压超过该年龄组平均血压的 2 个标准差以上,即在安静情况下,若动脉血压高于以下限值并确定无人为因素所致,应视为高血压(表 3-1)。

表 3-1　各年龄组血压正常值

年龄组	正常值 kPa(mmHg)	限值 kPa(mmHg)
新生儿	10.7/6.7(80/50)	13.3/8.0(100/60)
婴儿	12.0/8.0(90/60)	14.7/9.3(110/70)
≤8 岁	(12.0～13.3)/(8～9.4)[(90～100)/(60～70)]	16.0/9.3(120/70)
>8 岁	(13.3～14.7)/(9.3～10.3)[(100～110)/(70～80)]	17.3/12.0(130/90)

小儿高血压主要为继发性,肾脏实质病变最常见。其中尤以各种类型的急慢性肾小球肾炎多见,其次为慢性肾盂肾炎、肾脏血管疾病。此外,皮质醇增多症、嗜铬细胞瘤、神经母细胞瘤及肾动脉狭窄等亦是小儿高血压常见的病因。高血压急症是指血压(特别是舒张压)急速升高引起的心、脑、肾等器官严重功能障碍甚至衰竭,又称高血压危象。高血压危象发生的决定因素与血压增高的程度、血压上升的速度以及是否存在并发症有关,而与高血压的病因无关。危象多发生于急进性高血压和血压控制不好的慢性高血压患儿。如既往血压正常者出现高血压危象往往提示有急性肾小球肾炎,而且血压无须上升太高水平即可发生。如高血压合并急性左心衰竭,颅内出血时即使血压只有中度升高,也会严重威胁患儿生命。

一、病因

根据高血压的病因,分为原发性高血压和继发性高血压。小儿高血压 80% 以上为继发性高血压。

(一)继发性高血压

小儿高血压继发于其他病因者为继发性高血压。继发性高血压中 80% 可能与肾脏疾病有关,如急性和慢性肾功能不全、肾小球肾炎、肾病综合征、肾盂肾炎。其他涉及心血管疾病,如主动脉缩窄、大动脉炎;内分泌疾病,如原发性醛固酮增多症、库欣综合征、嗜铬细胞瘤、神经母细胞瘤等;中枢神经系统疾病及铅中毒、汞中毒等。

(二)原发性高血压

病因不明者为原发性高血压,与下列因素有关。

1.遗传

根据国内外有关资料统计,高血压的遗传度在 60%～80%,随着年龄增长,遗传效果更明显。检测双亲均患原发性高血压的正常血压子女的去甲肾上腺素、多巴胺浓度明显高于无高血压家族史的相应对照组,表明原发性高血压可能存在有遗传性交感功能亢进。

2.性格

具有 A 型性格(A 型性格行为的主要表现是具有极端竞争性、时间紧迫性、易被激怒或易对他人怀有进攻倾向)行为类型的青少年心血管系统疾病的发病率高于其他类型者。

3.饮食

钠离子具有一定的升压作用,而食鱼多者较少患高血压病。因此,对高危人群应限制高钠盐饮食,鼓励多食鱼。

4.肥胖

肥胖者由于脂肪组织的堆积,使毛细血管床增加,引起循环血量和心排血量增加,心脏负担加重,日久易引起高血压和心脏肥大。另外高血压的肥胖儿童,通过减少体重可使血压下降,亦证明肥胖对血压升高有明显影响。

5.运动

对少儿运动员的研究表明,体育锻炼使心排血量增加、心率减慢、消耗多余的热量,从而可有效地控制肥胖、高血脂、心血管适应能力低下等与心脑血管疾病有关的危险因素的形成与发展,为成人期心脑血管疾病的早期预防提供良好的基础。

二、临床表现

轻度高血压患儿常无明显症状,仅于体格检查时发现。血压明显增高时可有头晕、头痛、恶心、呕吐等,随着病情发展可出现脑、心脏、肾脏、眼底血管改变的症状。脑部表现以头痛、头晕常见,血压急剧升高常发生脑血管痉挛而导致脑缺血,出现头痛、失语、肢体瘫痪;严重时引起脑水肿、颅内压增高,此时头痛剧烈,并有呕吐、抽搐或昏迷,这种情况称为高血压脑病。心脏表现有左心室增大,心尖部可闻及收缩期杂音,出现心力衰竭时可听到舒张期奔马律。肾脏表现有夜尿增多、蛋白尿、管型尿,晚期可出现氮质血症及尿毒症。眼底变化,早期可见视网膜动脉痉挛、变细,以后发展为狭窄,甚至眼底出血和视盘水肿。某些疾病有特殊症状:主动脉缩窄,发病较早,婴儿期即可出现充血性心力衰竭,股动脉搏动明显减弱或消失,下肢血压低于上肢血压;大动脉炎多见于年长儿,有发热、乏力、消瘦等全身表现,体检时腹部可闻及血管性杂音;嗜铬细胞瘤有多汗、心悸、血糖升高、体重减轻、发作性严重高血压等症状。

三、实验室检查

（1）尿常规、尿培养、尿儿茶酚胺定性。

（2）血常规和心电图、胸部正侧位照片。

（3）血清电解质测定，特别是钾、钠、钙、磷。

（4）血脂测定：总胆固醇、甘油三酯、高密度脂蛋白胆固醇、低密度脂蛋白胆固醇、载脂蛋白 A、载脂蛋白 B。

（5）血浆肌酐、尿素氮、尿酸、空腹血糖测定。

（6）肾脏超声波检查。

如血压治疗未能控制，或有继发性高血压的相应特殊症状、体征，经综合分析，可选择性进行下列特殊检查。

（一）静脉肾盂造影

快速序列法：可见一侧肾排泄造影剂迟于对侧，肾轮廓不规则或显著小于对侧（直径相差1.5 cm以上），造影剂密度大于对侧，或输尿管上段和肾盂有压迹（扩张的输尿管动脉压迫所致）。由于仅能半定量估测肾脏大小和位置，且有假阳性和假阴性，目前已多不用。

（二）放射性核素肾图

[131]I-Hippuran（[131]I-马尿酸钠）肾图，测[131]I-Hippuran 从尿中排泄率，反映有效肾血流量。[99m]Tc-DTPA（[99m]锝-二乙烯三胺戊乙酸）肾扫描，反映肾小球滤过率。肾动脉狭窄时双肾血流量不对称，一侧大于对侧 $40\% \sim 60\%$；一侧同位素延迟出现；双肾同位素浓度一致，排泄一致。

（三）卡托普利-放射性核素肾图

卡托普利为血管紧张素转换酶（ACEI）抑制剂，它可阻止血管紧张素Ⅱ介导的肾小球后出球小动脉的收缩，因此服用卡托普利后行放射性核素肾图检查，可发现患侧肾小球滤过率急剧降低，而血浆流量无明显改变。

（四）肾动脉造影

肾动脉造影可明确狭窄是双侧或单侧，狭窄部位在肾动脉或分支，并可同时行球囊扩张肾动脉成形术。如患儿肌酐超过 119 mmol/L，则造影剂总量应限制，并予适当水化和扩充容量。

（五）肾静脉血浆肾素活性比测定

手术前准备：口服呋塞米，小儿每次 1 mg/kg，1 天 2 次，共 1～2 天，并给予低钠饮食,停用β受体阻滞剂,30分钟前给予单剂卡托普利,口服。结果患侧肾静脉肾素活性大于对侧1.5倍。

(六)血浆肾素活性测定

口服单剂卡托普利60分钟后测定血浆肾素活性,如大于12 mg/(mL·h),可诊断肾血管性高血压,注意不能服用利尿剂等降压药物。

(七)内分泌检查

血浆去甲肾上腺素、肾上腺素和甲状腺功能测定。

四、诊断

目前我国小儿血压尚缺乏统一的标准,判断儿童高血压的标准常有三种。

(1)国内沿用的标准:学龄前期高于14.7/9.3 kPa(110/70 mmHg),学龄期高于16.0/10.7 kPa(120/80 mmHg),13岁及以上则18.7/12.0 kPa(140/90 mmHg)。

(2)WHO标准:小于13岁者为高于18.7/12.0 kPa(140/90 mmHg),13岁及以上者为18.7/12.0 kPa(140/90 mmHg)。

(3)按Londe建议,收缩压和舒张压超过各年龄性别组的第95百分位数。目前倾向于应用百分位数。百分位是1996年美国小儿血压监控工作组推荐的,根据平均身高、年龄、性别组的标准,凡超过第95百分位为高血压。具体标准见表3-2。

表3-2 小儿高血压的诊断标准

年龄(岁)	男性血压 kPa(mmHg)	女性血压 kPa(mmHg)
3	14.5/8.7(109/65)	14.2/9.1(107/68)
5	14.9/9.5(112/71)	14.7/9.5(110/71)
7	15.3/10.1(115/76)	15.1/9.9(113/74)
9	15.3/10.5(115/79)	15.6/10.3(117/77)
11	16.1/10.7(121/80)	16.2/10.5(121/79)
15	17.4/11.1(131/83)	17.1/11.1(128/83)
17	18.1/11.6(136/87)	17.2/11.2(129/84)

诊断高血压后进一步寻找病因,小儿高血压多数为继发性。通过详细询问病史,仔细体格检查,结合常规检查和特殊检查,常能做出明确诊断。经过各种检查均正常,找不出原因者可诊断为原发性高血压。

五、高血压急症的处理原则

(1)处理高血压急症时,治疗措施应该先于复杂的诊断检查。

（2）对高血压脑病、高血压合并急性左心衰竭等高血压危象应快速降压，旨在立即解除过高血压对靶器官的进行性损害。恶性高血压等长期严重高血压者需比正常略高的血压方可保证靶器官最低限度的血流灌注，过快过度地降低血压可导致心、脑、肾及视网膜的血流急剧减少而发生失明、昏迷、抽搐、心绞痛或肾小管坏死等严重持久的并发症。故对这类疾病患儿降压幅度及速度均应适度。

（3）高血压危象是由全身细小动脉发生暂时性强烈痉挛引起的血压急骤升高所致。因此，血管扩张剂如钙通道阻滞剂、血管紧张素转换酶抑制剂及α受体、β受体阻滞剂的临床应用，是治疗的重点。这些药物不仅给药方便（含化或口服），起效迅速，而且在降压同时，还可改善心、肾的血流灌注。尤其是降压作用的强度随血压下降而减弱，无过度降低血压之虑。

（4）高血压危象常用药物及高血压危象药物的选择参考，见表3-3和表3-4。

六、高血压急症的表现

在儿童期高血压急症的主要表现：①高血压脑病。②急性左心衰竭。③颅内出血。④嗜铬细胞瘤危象等。现分析如下。

表3-3　高血压危象常用药物

药物	剂量及用法	起效时间	持续时间	不良反应	相对禁忌
硝苯地平	0.3～0.5 mg/kg	含化 5 分钟；口服 30 分钟	6～8 小时	心动过速，颜面潮红	
卡托普利	1～2 mg/(kg·d)	口服 30 分钟	4～6 小时	皮疹、高钾血症、发热	肾动脉狭窄
柳胺苄心定（LB）	20～80 mg 加入糖水中，2 mg/min 静脉滴注（成人剂量）	5～10 分钟		充血性心力衰竭、哮喘心动过速、AVB 二度以上	
硝普钠（NP）	1 μg/(kg·min) 开始静脉滴注，无效可渐增至 8 μg/(kg·min)	即时	停后 2 分钟	恶心，精神症状，肌肉痉挛	高血压脑病
二氮嗪	每次 5 mg/kg 静脉注射，无效 30 分钟可重复	1～2 分钟	4～24 小时	高血糖，呕吐	
肼屈嗪（HD）	每次 0.1～0.2 mg/kg 静脉注射或肌内注射	10 分钟	2～6 小时	心动过速，恶心，呕吐	充血性心力衰竭，夹层主动脉瘤

表 3-4 高血压急症药物选择

高血压危象	药物选择	高血压危象	药物选择
高血压脑病	NF、CP、LB、diazoxide、NP	急性左心衰竭	NP、CP、NF
脑出血	LB、CP、NF	急进性高血压	CP、NF、HD
蛛网膜下腔出血	NF、LB、CP、diazoxide	嗜铬细胞瘤	酚妥拉明(PM)、LB

(一)高血压脑病

高血压脑病为一种综合征,其特征为血压突然升高伴有急性神经系统症状。虽任何原因引起的高血压均发生本病,但最常见的为急性肾炎。

1.临床表现

头痛并伴有恶心、呕吐,出现精神失常,定向障碍、谵妄、痴呆;亦可出现烦躁不安,肌肉阵挛性颤动,反复惊厥甚而呈癫痫持续状态。也可发生一过性偏瘫,意识障碍如嗜睡、昏迷;严重者可因颅内压明显增高发生脑疝。眼底检查可见视网膜动脉痉挛或视网膜出血。脑脊液压力可正常亦可增高,蛋白含量增加。

本病应与蛛网膜下腔出血、脑肿瘤、癫痫大发作等疾病鉴别。蛛网膜下腔出血常有脑膜刺激症状,脑脊液为血性而无严重高血压。脑肿瘤、癫痫大发作亦无显著的血压升高及眼底出血。临床确诊高血压脑病最简捷的办法是给予降压药治疗后病情迅速好转。

2.急症处理

一旦确诊高血压脑病,应迅速将血压降至安全范围之内为宜[17.3/12.1 kPa (130/91 mmHg)左右],降压治疗应在严密的观察下进行。

(1)降压治疗。①常用的静脉注射药物。a.柳胺苄心定是目前唯一能同时阻滞 α、β 肾上腺素受体的药物,不影响心排血量和脑血流量。因此,即使合并心脑肾严重病变亦可取得满意疗效。本品因独具 α 和β 受体阻滞作用,故可有效地治疗中毒性甲亢和嗜铬细胞瘤所致的高血压危象。b.二氮嗪:因该药物可引起水钠潴留,可与呋塞米并用增强降压作用。又因本品溶液呈碱性,注射时勿溢到血管外。c.硝普钠:也颇为有效,但对高血压脑病不做首选。该药降压作用迅速,维持时间短,应根据血压水平调节滴注速度。使用时应避光并新鲜配制,溶解后使用时间不宜超过 6 小时,连续使用不要超过 3 天,警惕硫氰酸盐中毒。②常用口服或含化药物为硝苯地平。通过阻塞细胞膜钙离子通道,减少钙内流,从而松弛血管平滑肌使血压下降。神志清醒,合作患儿可舌下含服,意识障碍或不合作者可将药片碾碎加水 0.5~1.0 mL 制成混悬剂抽入注射器中缓慢注入舌下。硫甲丙脯酸为血管紧张素转换酶抑制剂,对于高肾素恶性高血压和肾血管性高血压降压作用特别明显,对非高肾素性高血压亦有降压作用。

(2)保持呼吸道通畅,镇静,制止抽搐。可用苯巴比妥钠(8～10 mg/kg,肌内注射,必要时 6 小时后可重复)、地西泮(0.3～0.5 mg/kg 肌内或静脉缓注,注射速度在 3 mg/min 以下,必要时 30 分钟后可重复)等止惊药物,但需注意呼吸。

(3)降低颅内压:可选用 20% 甘露醇(每次 1 g/kg,每 4 小时 1 次或每 6 小时 1 次)、呋塞米(每次 1 mg/kg)以及 25% 血清蛋白(20 mL,每天 1～2 次)等。

(二)颅内出血(蛛网膜下腔出血或脑实质出血)

1.临床表现及诊断

蛛网膜下腔出血起病突然,伴有严重头疼、恶心呕吐及不同程度意识障碍。若出血量不大,意识可在几分钟到几小时内恢复,但最后仍可逐渐昏睡或谵妄。若出血严重,可以很快出现颅内压增高的表现,有时可出现全身抽搐,颈项强直是很常见的体征,甚至是唯一的体征,伴有脑膜刺激征。眼底检查可发现新鲜出血灶。腰椎穿刺脑脊液呈均匀的血性,但发病后立即腰椎穿刺不会发现红细胞,要等数小时以后红细胞才到达腰部的蛛网膜下腔。1～3 天后可由于无菌性脑膜炎而发热,白细胞计数增高似与蛛网膜下腔出血的严重程度呈平行关系,因此,不要将诊断引向感染性疾病。头部 CT 检查无改变。

脑实质出血起病时常伴头痛呕吐,昏迷较为常见,腰椎穿刺脑脊液压力增高、脑脊液呈血性者占 80% 以上。除此而外,可因出血部位不同伴有如下不同的神经系统症状。

(1)壳核-内囊出血:典型者出现"三偏症",出血对侧肢体瘫痪和中枢性面瘫;出血对侧偏身感觉障碍;出血对侧的偏盲。

(2)脑桥出血:初期表现为交叉性瘫痪,即出血侧面瘫和对侧上、下肢瘫痪,头眼转向出血侧。后迅速波及两侧,出现双侧面瘫痪和四肢瘫痪,头眼位置恢复正中,双侧瞳孔呈针尖大小,双侧锥体束征。早期出现呼吸困难且不规则,常迅速进入深昏迷,多于 24～48 小时内死亡。

(3)脑室出血:表现为剧烈头痛、呕吐,迅速进入深昏迷,瞳孔缩小,体温升高,可呈去大脑强直,双侧锥体束征。四肢软瘫,腱反射常引不出。

(4)小脑出血:临床变化多样,但是走路不稳是常见的症状。常出现眼震颤和肢体共济失调症状。

颅内出血可因颅内压增高发生心动过缓,呼吸不规则,严重者可发生脑疝。多数颅内出血的患儿心电图可出现巨大倒置 T 波,QT 期间延长。血常规可见白细胞计数升高,尿常规可见蛋白、红细胞和管型,血中尿素氮亦可见升高。在诊断中尚需注意,颅内出血本身可引起急性高血压,即使患儿以前并无高血压史。此外,尚需与癫痫发作、高血压脑病以及代谢障碍所致昏迷相区别。

2.急症处理

(1)一般治疗:绝对卧床,头部降温,保持气道通畅,必要时做气管内插管。

(2)控制高血压:对于高血压性颅内出血的患儿,应及时控制高血压。但由于颅内出血常伴颅内压增高,因此,给予降压药物时应避免短时间内血压下降速度过快和幅度过大,否则脑灌注压将受到明显影响。一般低压不宜低于出血前水平。舒张压较低,脉压过大者不宜用降压药物。降压药物的选择以硝苯地平、卡托普利和柳胺苄心定较为合适。

(3)减轻脑水肿:脑出血后多伴脑水肿并逐渐加重,严重者可引起脑疝。故降低颅内压,控制脑水肿是颅内出血急性期处理的重要环节。疑有继续出血者可先采用人工控制性过度通气、静脉注射呋塞米等措施降低颅内压,也可给予渗透性脱水剂如 20％甘露醇(1 g/kg,每 4～6 小时,1 次)以及 25％的血清蛋白(20 mL,每天 1～2 次)。短程大剂量激素有助于减轻脑水肿,但对高血压不利,故必须要慎用,不宜长期使用。治疗中注意水、电解质平衡。

(4)止血药和凝血药:止血药对脑出血治疗尚有争议,但对蛛网膜下腔出血,对羧基苄胺及6-氨基己酸能控制纤维蛋白原的形成,有一定疗效,在急性期可短时间使用。

(5)其他:经检查颅内有占位性病灶者,条件允许时可手术清除血肿,尤其对小脑出血、大脑半球出血疗效较好。

(三)高血压合并急性左心衰竭

1.临床表现及诊断

儿童期血压急剧升高时,造成心脏后负荷急剧升高。当血压升高到超过左心房所能代偿的限度时就出现左心衰竭及急性水肿。急性左心衰竭时,动脉血压,尤其是舒张压显著升高,左室舒张末期压力、肺静脉压力、肺毛细血管压和肺小动脉楔压均升高,并与肺淤血的严重程度呈正相关。当肺小动脉楔压超过 4.0 kPa(30 mmHg)时,血浆自肺毛细血管大量渗入肺泡,引起急性肺水肿。急性肺水肿是左心衰竭最重要的表现形式。患儿往往面色苍白、口唇发绀、皮肤湿冷多汗、烦躁、极度呼吸困难,咯大量白色或粉红色泡沫痰,大多被迫采取前倾坐位,双肺听诊可闻大量水泡音或哮鸣音,心尖区特别在左侧卧位和心率较快时常可闻及心室舒张期奔马律等。在诊断中应注意的是,即使无高血压危象的患儿,急性肺水肿本身可伴有收缩压及舒张压升高,但升高幅度不会太大,且肺水肿一旦控制,血压会自行下降。而急性左心衰竭肺水肿患儿眼底检查如有出血或渗出时,考虑合并高血压危象。

2.急症处理

(1)体位:患儿取前倾坐位,双腿下垂(休克时除外),四肢结扎止血带。止血带压力以低于动脉压又能阻碍静脉回流为度,相当于收缩压及舒张压之间,每15分钟轮流将一肢体的止血带放松。该体位亦可使痰较易咳出。

(2)吗啡:吗啡可减轻左心衰竭时交感系统兴奋引起的小静脉和小动脉收缩,降低前、后负荷。对烦躁不安、高度气急的急性肺水肿患儿,吗啡是首选药物,可皮下注射盐酸吗啡0.1~0.2 mg/kg,但休克、昏迷及呼吸衰竭者忌用。

(3)给氧:单纯缺氧而无二氧化碳潴留时,应给予较高浓度氧气吸入,活瓣型面罩的供氧效果比鼻导管法好,提供的 FiO_2 可达 0.3~0.6。肺水肿时肺部空气与水分混合,形成泡沫,妨碍换气。可使氧通过含有酒精的雾化器,口罩给氧者酒精浓度为 30%~40%,鼻导管给氧者酒精浓度为 70%,1 次不宜超过20 分钟。但酒精的去泡沫作用较弱且有刺激性。近年有报道用二甲硅油消泡气雾剂治疗,效果良好。应用时将瓶倒转,在距离患儿口腔 8~10 cm 处,于吸气时对准咽喉或鼻孔喷雾20~40 次。一般 5 分钟内生效,最大作用在15~30 分钟。必要时可重复使用。如低氧血症明显,又伴有二氧化碳潴留,应使用间歇正压呼吸配合氧疗。间歇正压呼吸改善急性肺水肿的原理,可能为它能增加肺泡压与肺组织间隙压,降低右心房充盈压与胸腔内血容量;增加肺泡通气量,有利于清除支气管分泌物,减轻呼吸肌工作,减少组织氧耗量。

(4)利尿剂:宜选用速效强效利尿剂,可静脉注射呋塞米(每次 1~2 mg/kg)或依他尼酸钠(1 mg/kg,20 mL 液体稀释后静脉注射),必要时 2 小时后重复。对肺水肿的治疗首先由于呋塞米等药物有直接扩张静脉作用,增加静脉容量,使静脉血自肺部向周围分布,从而降低肺静脉压力,这一重要特点在给药 5 分钟内即出现,其后才发挥利尿作用,减少静脉容量,缓解肺淤血。

(5)洋地黄及其他正性肌力药物:对急性左心衰竭患儿几乎都有指征应用洋地黄。应采用作用迅速的强心剂如毛花苷 C 静脉注射,1 次注入洋地黄化量的1/2,余 1/2 分为 2 次,每隔 4~6 小时 1 次。如需维持疗效,可于 24 小时后口服地高辛维持量。如仍需继续静脉给药,每 6 小时注射 1 次 1/4 洋地黄化量。毒毛花苷 K,1 次静脉注射 0.007~0.010 mg/kg,如需静脉维持给药,可 8~12 小时重复 1 次。使用中注意监护,以防洋地黄中毒。多巴酚丁胺为较新、作用较强、不良反应较小的正性肌力药物。用法:静脉滴注 5~10 mg/(kg·min)。

(6)降压治疗:应采用快速降压药物使血压速降至正常水平以减轻左室负荷。硝普钠为一种强力短效血管扩张剂,可直接使动脉和静脉平滑肌松弛,降低周围血管阻力和静脉贮血量。因此,硝普钠不仅降压迅速,还能减低左室前、后负荷,改善心脏功能,为高血压危象并急性左心衰竭较理想的首选药物。一般从 1 μg/(kg·min)开始静脉滴注,在监测血压的条件下,无效时可每 3~5 分钟调整速度渐增至 8 μg/(kg·min)。此外,也可选用硝苯地平或卡托普利,但忌用柳胺苄心定和肼屈嗪,因柳胺苄心定对心肌有负性肌力作用,而后者可反射性增快心率和心排血量,加重心肌损害。

第四章

小儿呼吸系统疾病

第一节　急性上呼吸道感染

急性上呼吸道感染简称上感,是小儿最常见的疾病。当主要侵犯鼻、鼻咽和咽部时,常诊断为急性鼻咽炎、急性咽炎、急性扁桃体炎等,也可统称为上呼吸道感染。

病毒、细菌和肺炎支原体等均可引起本病,但原发性上感以病毒引起者最为多见,占90％以上,主要有呼吸道合胞病毒、流感病毒、副流感病毒、腺病毒、鼻病毒、柯萨奇病毒、埃可病毒、冠状病毒等。病毒感染后易继发细菌感染,形成混合感染。常见于溶血性链球菌、肺炎链球菌、流感嗜血杆菌等。婴幼儿由于上呼吸道的解剖生理特点和免疫特点易患本病。若有全身诱因,如维生素D缺乏性佝偻病、营养不良等疾病,或存在护理不当、气候改变和不良环境因素等,则易致反复感染或使病程迁延。

本病症状轻重不一,与患儿年龄、传染病病原体及机体抵抗力不同有关,年长儿症状较轻,而婴幼儿常较重。

一、急性鼻咽炎

急性鼻咽炎俗称伤风或感冒,病原体侵犯鼻及鼻咽部,主要病原为鼻病毒、副流感病毒、呼吸道合胞病毒和冠状病毒,其他病原体少见。本以鼻塞、打喷嚏、流涕、干咳、咽痛、发热等为主要症状。年长儿症状较轻,常于受凉后1～3天出现上述症状;有些在发病早期可有阵发性脐周疼痛,与发热所致阵发性肠痉挛或肠系膜淋巴结炎有关。婴幼儿局部症状不显著而全身症状重,可骤然起病,高热、咳嗽、食欲差,可伴有呕吐、腹泻、烦躁,甚至高热惊厥。体格检查可见咽部充

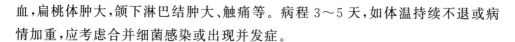

血,扁桃体肿大,颌下淋巴结肿大、触痛等。病程 3～5 天,如体温持续不退或病情加重,应考虑合并细菌感染或出现并发症。

二、急性咽炎

急性咽炎是咽黏膜、黏膜下组织和淋巴组织的急性炎症。单纯性咽炎以学龄前儿童多见,婴儿期较少。主要由病毒引起,亦可由 A 组溶血性链球菌或支原体引起。如患儿同时伴有结膜炎、鼻炎、咳嗽、声音嘶哑或溃疡、皮疹、腹泻等,常提示病毒性咽炎。

(一)疱疹性咽炎

本病是由柯萨奇 A 组病毒引起。急性起病,表现为高热、咽痛、流涎、厌食、呕吐等,咽部充血,咽腭弓、腭垂、软腭等处可伴有 2～4 mm 大小的疱疹,周围有红晕,破溃后形成小溃疡。病程 1 周左右。多发生于夏秋季。

(二)咽-结合膜热

咽-结合膜热由腺病毒 3 型、腺病毒 7 型引起,以发热、咽炎、结膜炎为特点,表现为高热、咽痛、眼部刺痛、咽部充血、一侧或两侧滤泡性眼结膜炎,可伴有胃肠道症状,颈部、耳后淋巴结肿大。病程 1～2 周。本病常发生于春夏季,可在学校等机构中流行。

(三)链球菌咽炎

链球菌咽炎以 5 岁以上高发。年长儿常以头痛、腹痛、呕吐等非特异性症状起病,伴高热,数小时后出现咽痛,重者可造成吞咽困难。但咽部检查只有 1/3 的患儿发现典型扁桃体肿大、渗出和咽部充血。早期可伴有颈前淋巴结肿大伴触痛。扁桃体广泛充血,软腭表面有瘀点、瘀斑提示链球菌感染。发热一般持续 1～4 天,严重者病程可达 2 周。年长儿急性咽炎伴发热,但缺乏上呼吸道卡他症状时应首先考虑本病。一般认为,本病年长儿居多,但亦可发生于婴儿,而且一旦发生,常病程迁延。

三、急性扁桃体炎

急性扁桃体炎多伴有不同程度的急性咽炎,可由细菌或病毒引起,也可为混合感染。病毒感染所致者,症状与一般咽炎相似,有咽痛、低热和其他轻度全身症状。检查可发现扁桃体及舌腭弓黏膜充血肿胀,有时在扁桃体表面可见斑点状渗出物,同时软腭和咽后壁可见小溃疡,双侧颊黏膜充血伴散在出血点,但黏膜表面光滑。急性化脓性扁桃体炎起病急,局部及全身症状均较重,咽痛剧烈

(常向耳部放射),吞咽困难,下颌角淋巴结肿大。全身表现常有畏寒、高热,幼儿可因高热而抽搐、呕吐或昏睡。检查可见扁桃体弥漫性红肿,隐窝口可有滤泡状黄白色脓点,并可连成假膜,但不超出扁桃体范围,易于拭去,不留出血创面,此点可与白喉鉴别。链球菌感染所致者多大于 2 岁。

上呼吸道感染的并发症在婴幼儿较为多见。可波及邻近器官,或向下蔓延,引起中耳炎、鼻窦炎、咽后壁脓肿、颈淋巴结炎、喉炎、气管炎、支气管肺炎等。病原亦可通过血液向远处传播,形成脓毒血症、化脓性病灶及心肌炎等。年长儿若患链球菌性上感,可由变态反应引起急性肾炎、风湿热等。

病毒感染者血白细胞计数正常或偏低,细菌感染者血白细胞数常增高,以中性粒细胞为主。咽拭子培养可有病原菌生长;链球菌引起者血中抗"O"抗体滴度可增高。病毒分离和双份血清抗体反应有助于病毒感染的诊断,但由于费时较长,操作复杂,难以在临床中应用。近年来,免疫荧光、酶联免疫等方法的开展,有利于病毒感染的早期诊断。

根据临床表现,急性上感不难诊断,但需与流行性感冒鉴别。后者有明显流行病史;全身症状重,如发热、头痛、咽痛、肌肉酸痛等;上呼吸道卡他症状常不明显。腹痛明显者应与急性阑尾炎鉴别。急性阑尾炎腹痛常先于发热,腹痛部位以右下腹为主,呈持续性,有腹肌紧张和固定压痛点;血白细胞计数及中性粒细胞比例增高。此外,上感可作为各种传染病,如麻疹、流行性脑脊髓膜炎、猩红热等的前驱症状,因而应结合流行病史、临床表现及实验室资料综合分析,并观察病情演变加以鉴别。

病毒感染所致者以对症支持治疗为主,应注意休息、多饮水。高热患儿以物理降温为主,酌情结合口服药物降温。咽痛者可含服咽喉片,严重者适当应用对乙酰氨基酚或布洛芬;如发生高热惊厥可予镇静、止惊等处理。酌情使用抗病毒药物如利巴韦林,疗程为 3~5 天。细菌感染者或病情重、有继发细菌感染可能者,或有并发症者可选用抗菌药物,常用青霉素,疗程 3~5 天。如证实为溶血性链球菌感染,或既往有风湿热、肾炎病史者,青霉素疗程应为 10~14 天。青霉素过敏,或青霉素治疗无效者可应用含 β 内酰胺酶抑制剂的复合 β 内酰胺类药物,或头孢菌素、大环内酯类抗生素。为提高用药依从性,有人主张应用头孢菌素每天1次,并缩短疗程,但目前尚缺乏大规模的临床验证。阿莫西林每天1次可能成为青霉素治疗链球菌咽炎的替代方案。应注意呼吸道隔离,预防并发症。

上呼吸道感染的预防主要靠加强体格锻炼、增强抵抗力;合理喂养,防治佝偻病及营养不良;避免去人多拥挤的公共场所,避免被动吸烟。根据气温变化适当增减衣服。根据病情酌情使用免疫调节剂,如无明确指征(如低丙种球蛋白血症),一般不主张使用丙种球蛋白。

第二节 急性上呼吸道梗阻

呼吸道梗阻包括发生于呼吸道任何部位的正常气流被阻断。阻断的部位如果位于呼吸道隆突以上,往往会迅速引起窒息,危及生命。阻断的部位如果位于呼吸道隆突以下,会影响支气管或小气道的气流,但不致立刻危及生命。急性上呼吸道梗阻不仅包括上呼吸道梗阻,还包括隆突以上所有气道的梗阻。上呼吸道梗阻危及患儿的情况取决于多方面的因素,包括梗阻的部位、梗阻的程度、梗阻发展的速度以及患儿心脏和肺的功能状态。

一、病因

(一)引起急性上呼吸道梗阻病因的解剖分布

1.鼻咽和口咽

严重的面部创伤、骨折;咽部异物;扁桃体周围脓肿;咽旁脓肿;腭垂肿胀伴血管神经性水肿;黏膜天疱疮。

2.咽后壁软组织

咽后壁脓肿;咽后壁出血;颈椎损伤后水肿;烫伤和化学性损伤。

3.颈部软组织

创伤及医源性血肿;颌下蜂窝织炎。

4.会厌

急性会厌炎;外伤性会厌肿胀;过敏性会厌肿胀。

5.声门

创伤性声门损伤(常为医源性);手术引起的声带麻痹。

6.喉

急性喉炎;血管神经性水肿;喉痉挛;异物;手足抽搐伴发的喉痉挛、喉软化症;外伤;骨折;水肿;局部血肿;白喉的膜性渗出;传染性单核细胞增多症的膜性渗出;喉脓肿;软骨炎。

7.声门下区和气管

喉气管炎;喉气管软化;异物;插管、器械、手术引起的医源性水肿。

8.食管

食管异物;呕吐物急性吸入。

(二)引起急性上呼吸道梗阻病因的年龄分布

1.新生儿至1岁

喉软化、声门下狭窄、声带麻痹、气管软化、血管畸形、血管瘤、喉气管炎、咽后壁脓肿、异物等。

2.1～2岁

如喉气管炎、异物、会厌炎等。

3.3～6岁

有肿大的扁桃体及腺样体、鼻充血、会厌炎和异物等。

二、临床表现

气道部分梗阻时可听到哮鸣音,可见到呼吸困难、呼吸费力和辅助呼吸肌参加呼吸活动,肋间隙、锁骨上窝、胸骨上窝凹陷。严重的患儿呼吸极度困难,头向后仰、发绀并窒息,如瞪眼、口唇凸出和流涎。患儿欲咳嗽,但咳不出。辅助呼吸肌剧烈运动,呈矛盾呼吸运动,吸气时胸壁下陷,而腹部却隆起,呼气时相反。虽然患儿用力呼吸,但仍无气流,随即呼吸停止,继而出现心律失常,最终发生致命的室性心律失常,可因缺氧和迷走神经反射引起心搏骤停而迅速死亡。

三、鉴别诊断

(一)哮鸣音

临床上常以哮鸣音作为鉴别诊断的依据。哮鸣音是由鼻和气管之间的上呼吸道因部分梗阻而部分中断了气体的通道,由一股或多股湍流的气体所产生。哮鸣音的重要意义在于反映部分性的气道梗阻。儿童患者的气道并非一个固定的管道,而为一个相当软的管道,其管腔的横断面积随压力的不同而发生变化。在正常呼吸时气道变化较小,当有阻塞性病变时其变化则表现得相当重要。正常呼吸时,作用于气道的压力变化在胸腔内外是完全相反的。吸气时,在胸腔内,作用于气道壁的外周压力降低,因此,气道趋于增宽;呼气时,外周压力升高使气道变窄。在胸腔外,气道在吸气时,其周围软组织的压力保持不变,而胸腔内压力降低,使气道变窄;呼气时,胸腔内压力升高使气道变宽。部分梗阻如果发生在气道内径能发生变化的部位,当气道内径变为最小时,梗阻将是最严重的。气道内径变小会使气流变慢并分裂,从而产生哮鸣音。因此,胸外气道梗阻会产生吸气性哮鸣音,胸内气道梗阻会产生呼气性哮鸣音。较大的病变会产生吸气性和呼气性双相气流梗阻,从而引起双相(往返)哮鸣音,双相哮鸣音比单相哮鸣音更严重。

喉是固定性结构,其内径不随呼吸发生明显变化,婴儿喉腔最窄的部位在声带处,横断面积为 14~15 mm^2。该部位黏膜水肿仅凸出 1 mm 时,即可使气道面积减少 65%。喉部病变多产生双相哮鸣音。

不同病变引起哮鸣音的呼吸时相有以下 3 种病变。

1.产生吸气性哮鸣音的病变

产生吸气性哮鸣音的病变:①先天性声带麻痹;②喉软化;③插管后哮鸣音;④急性喉炎;⑤小颌、巨舌;⑥甲状舌骨囊肿;⑦声门上及声门蹼;⑧声门下血管瘤;⑨喉气管炎;⑩会厌炎;⑪咽后壁脓肿;⑫白喉。

2.产生双期哮鸣音的病变

产生双期哮鸣音的病变:①先天性声门下狭窄;②气管狭窄;③血管环、血管悬带;④声门下血管瘤;⑤声门下蹼。

3.产生呼气性哮鸣音的病变

倾向产生呼气性哮鸣音的病变:①气管软化;②气管异物;③纵隔肿瘤。

哮鸣音的听觉特征可能对诊断有帮助,如喉软化症的哮鸣音为高调、鸡鸣样、吸气性。声门梗阻亦产生高调哮鸣音;而声门上病变通常产生低调、浑厚的哮鸣音。粗糙的鼾声是咽部梗阻的表现。

(二)发音的特征

发音的特征对上呼吸道梗阻的病因也可能提供诊断线索。如声音嘶哑,常见于急性喉炎、喉气管炎、白喉和喉乳头状瘤病;声音低沉或无声,常见于喉蹼、会厌炎和喉部异物。

(三)咳嗽的声音

咳嗽的声音也有一定诊断意义。犬吠样咳嗽高度提示声门下腔病变;"钢管乐样"咳嗽常提示气管内异物。

(四)进食困难

由于上呼吸道与食管相毗邻,因此,上呼吸道梗阻也可引起进食困难。在婴儿,鼻咽梗阻时,由于鼻呼吸障碍,引起的进食困难常伴有窒息和吸入性呼吸困难;口咽梗阻时,特别是舌根部病变及声门上喉部病变,均影响吞咽;咽后壁脓肿及声门上腔炎症,如会厌炎,可导致患儿极不愿吞咽且流涎。

(五)X线诊断

在X线下有些上呼吸道梗阻性疾病有特异性改变,有些则不具有特异性改变。在胸部X线片上,上呼吸道梗阻的其他表现:①肺充气量趋于正常或减少,这与其他原因引起的呼吸困难所见的肺过度膨胀相反;②气道可见狭窄的部分;③若下咽部包括在X线片内,则可见下咽部扩张。

四、治疗

(一)恢复气道通畅

急性上呼吸道梗阻患儿应立即设法使其气道通畅,尽量使患儿头向后仰。让患儿仰卧,抢救人员将一手置于患儿颈部,将颈部抬高,另一手置于额部,并向下压,使头和颈部呈过度伸展状态,此时舌可自咽后部推向前,使气道梗阻缓解。若气道仍未能恢复通畅,抢救者可改变手法,将一手指置于患儿下颌之后,然后尽力把下颌骨推向前,同时使头向后仰,用拇指使患儿下唇回缩,以便恢复通过口、鼻呼吸。如气道恢复通畅后,患儿仍无呼吸,应即刻进行人工机械通气。

(二)迅速寻找并取出异物

如果气道已经通畅,患儿仍无自主呼吸,通过人工机械通气肺仍不能扩张,应立即用手指清除咽喉部的分泌物或异物。患儿宜侧卧,医师用拇指和示指使患儿张口,用另一只手清除患儿口、咽部的分泌物或异物,以排出堵塞物。亦可用一长塑料钳,自口腔置入,深入患儿咽后部,探取异物,切勿使软组织损伤。亦可通过突然增加胸膜腔内压的方法,以形成足够的呼出气体压力和流量,使气管内异物排出。具体做法是用力拍其肩胛间区或自患儿后方将手置于患儿的腹部,两手交叉,向上腹部施加压力。因为大部分吸入异物位于咽部稍下方的狭窄处,不易进一步深入,患儿因无足够的潮气量而无法将阻塞的异物排出。但此时患儿肺内尚有足够的残气量,故对胸部或腹部迅速加压,排出的气量足以将异物排出。如有条件可在气管镜下取出异物。

(三)气管插管、气管切开或环甲膜穿刺通气

来不及用上述方法或用上述方法失败的患儿,以及其他情况紧急窒息时,如手足搐搦症喉痉挛、咽后壁脓肿、甲状舌骨囊肿等,可先做气管插管,必要时可做气管切开。来不及做气管切开时,可先用16号针头做环甲膜穿刺,或连接高频

通气,以缓解患儿缺氧,然后再做气管插管或做气管切开,并置入套管。

(四)病因治疗

引起上呼吸道梗阻的病因除了异物按上述方法抢救外,由其他病因引起者,应分别按照病因进行处理。

第三节 急性毛细支气管炎

急性毛细支气管炎是 2 岁以下婴幼儿特有的一种呼吸道感染性疾病,尤其以 6 个月内的婴儿最为多见,是此年龄最常见的一种严重的急性下呼吸道感染。以呼吸急促、三凹征和哮鸣音为主要临床表现。主要为病毒感染,50% 以上为呼吸道合胞病毒(RSV),其他如副流感病毒、腺病毒亦可引起,RSV 是本病流行时唯一的病原体。寒冷季节发病率较高,多为散发性,也可成为流行性。发病率男女相似,但男婴重症较多。早产儿、慢性肺疾病及先天性心脏病患儿为高危人群。

一、诊断

(一)表现

1.症状

(1)2 岁以下婴幼儿,急性发病。

(2)上呼吸道感染后 2～3 天出现持续性干咳和发作性喘憋,咳嗽和喘憋同时发生,症状轻重不等。

(3)无热、低热或中度发热,少见高热。

2.体征

(1)呼吸浅快,60～80 次/分,甚至 100 次/分以上;脉搏快而细,常达 160～200 次/分。

(2)鼻翕明显,有三凹征;重症患儿有面色苍白或发绀。

(3)胸廓饱满呈桶状胸,叩诊为过清音,听诊闻及呼气相呼吸音延长,有呼气性哮鸣音。毛细支气管梗阻严重时,呼吸音明显降低或消失,喘憋稍缓解时,可闻及弥漫性中、细湿啰音。

(4)因肺气肿的存在,肝脾被推向下方,肋缘下可触及,合并心力衰竭时肝脏可进行性增大。

(5)因不显性失水量增加和液体摄入量不足,部分患儿可出现脱水症状。

(二)辅助检查

1.胸部 X 线检查

胸部 X 线检查可见不同程度的梗阻性肺气肿(肺野清晰,透亮度增加),约 1/3 的患儿有肺纹理增粗及散在的小点片状实变影(肺不张或肺泡炎症)。

2.病原学检查

取鼻咽部洗液做病毒分离检查,呼吸道病毒抗原的特异性快速诊断和呼吸道合胞病毒感染的血清学诊断,都可对急性毛细支气管炎的临床诊断提供有力佐证。

二、鉴别诊断

患儿年龄偏小,在发病初期即出现明显的发作性喘憋,体格检查及 X 线检查显示在疾病初期即出现明显肺气肿,故与其他急性肺炎较易区别。但本病还须与以下疾病鉴别。

(一)婴幼儿哮喘

婴儿的第一次感染性喘息发作,多数是毛细支气管炎。毛细支气管炎当喘憋严重时,毛细支气管接近于完全梗阻,呼吸音明显降低,此时湿啰音也不易听到,不应误认为是婴幼儿哮喘发作。如有反复多次喘息发作,亲属有变态反应史,则有婴幼儿哮喘的可能。婴幼儿哮喘一般不发热,表现为突发突止的喘憋,可闻及大量哮鸣音,对支气管扩张药及皮下注射小剂量肾上腺糖皮质激素的治疗效果明显。

(二)喘息性支气管炎

喘息性支气管炎发病年龄常见于 1～3 岁幼儿,常继发于上呼吸道感染之后,多为低至中等度发热,肺部可闻及较多不固定的中等湿啰音、哮鸣音。病情多不重,呼吸困难、缺氧不明显。

(三)粟粒型肺结核

有时呈发作性喘憋,发绀明显,多无啰音。有结核接触史或家庭病史,结核中毒症状,结核菌素试验阳性,可与急性毛细支气管炎鉴别。

(四)可发生喘憋的其他疾病

如百日咳、充血性心力衰竭、心内膜弹力纤维增生症、吸入异物等。

（1）因肺过度充气,肝被推向下方,可在肋缘下触及,且患儿的心率与呼吸频率均较快,应与充血性心力衰竭鉴别。

（2）急性毛细支气管炎一般多以上呼吸道感染症状开始,此点可与充血性心力衰竭、心内膜弹力纤维增生症、吸入异物等鉴别。

（3）百日咳是由百日咳鲍特菌引起的急性呼吸道传染病,人群对百日咳普遍易感。目前,我国百日咳疫苗为计划免疫接种,发病率明显下降。百日咳典型表现为阵发性、痉挛性咳嗽,痉挛性咳嗽后伴 1 次深长吸气,发出特殊的高调鸡鸣样吸气性吼声,俗称"回勾"。咳嗽一般持续 2～6 周。发病早期外周血白细胞计数增高,以淋巴细胞为主。采用鼻咽拭子法培养百日咳鲍特菌阳性率较高,第 1 周可达 90%。百日咳发生喘憋时须与急性毛细支气管炎鉴别,典型的痉挛性咳嗽、鸡鸣样吸气性吼声、白细胞计数增高且以淋巴细胞为主、细菌培养百日咳鲍特菌阳性可鉴别。

三、治疗

该病最危险的时期是咳嗽及呼吸困难发生后的 48～72 小时。主要死因是过长的呼吸暂停、严重的失代偿性呼吸性酸中毒和严重脱水。病死率为 1%～3%。

（一）对症治疗

吸氧、补液、湿化气道、镇静和控制喘憋。

（二）抗生素

考虑有继发细菌感染时,应想到金黄色葡萄球菌、大肠埃希菌或其他院内感染细菌的可能。对继发细菌感染的重症患儿,应根据细菌培养结果选用敏感抗生素。

（三）并发症的治疗

及时发现和处理代谢性酸中毒、呼吸性酸中毒、心力衰竭及呼吸衰竭。并发心力衰竭时应及时采用快速洋地黄药物,如毛花苷 C。对疑似心力衰竭的患儿,也可及早试用洋地黄药物观察病情变化。

（1）监测心电图、呼吸和血氧饱和度,通过监测及时发现低氧血症、呼吸暂停及呼吸衰竭的发生。一般吸入氧气浓度在 40% 以上即可纠正大多数低氧血症。当患儿出现吸气时呼吸音消失、严重三凹征、吸入氧气浓度在 40% 仍有发绀、对刺激反应减弱或消失及血二氧化碳分压升高,应考虑做辅助通气治疗。病情较重的婴儿可有代谢性酸中毒,须做血气分析。约 1/10 的患儿有呼吸性酸中毒。

(2)毛细支气管炎患儿因缺氧、烦躁而导致呼吸、心跳增快,须特别注意观察其肝脏有无在短期内进行性增大,从而判断有无心力衰竭的发生。婴儿和有先天性心脏病的患儿发生心力衰竭的机会较多。

(3)过度换气及液体摄入量不足的患儿要考虑脱水的可能。观察患儿哭时有无眼泪,皮肤及口唇黏膜是否干燥,皮肤弹性及尿量多少等,以判断脱水程度。

(四)抗病毒治疗

利巴韦林、中药双黄连。

1.利巴韦林

常用剂量为每天 $10\sim15$ mg/kg,分 $3\sim4$ 次。利巴韦林是于 1972 年首次合成的核苷类广谱抗病毒药,最初的研究认为,它在体外有抗 RSV 作用,但进一步的试验却未能得到证实。目前,美国儿科学会不再推荐常规应用这种药物,但强调对某些高危、病情严重的患儿可以用利巴韦林治疗。

2.中药双黄连

北京儿童医院采用双盲随机对照方法的研究表明,双黄连雾化吸入治疗 RSV 引起的下呼吸道感染是安全有效的方法。

(五)RSV 特异治疗

1.静脉用 RSV 免疫球蛋白(RSV-IVIG)

在治疗 RSV 感染时,RSV-IVIG 有 2 种用法:①一次性静脉滴注 RSV-IVIG 1 500 mg/kg;②吸入疗法,只在住院第 1 天给予 RSV-IVIG 制剂吸入,共 2 次,每次 50 mg/kg,约 20 分钟,间隔 $30\sim60$ 分钟。2 种用法均能有效改善临床症状,明显降低鼻咽分泌物中的病毒含量。

2.RSV 单克隆抗体

用法为每月肌内注射 1 次,每次 15 mg/kg,用于整个 RSV 感染季节,在 RSV 感染开始的季节提前应用效果更佳。

(六)支气管扩张药及肾上腺糖皮质激素

1.支气管扩张药

过去认为支气管扩张药对毛细支气管炎无效,目前多数学者认为,用 β 受体激动剂治疗毛细支气管炎有一定的效果。综合多个研究表明,肾上腺素为支气管扩张药中的首选药。

2.肾上腺糖皮质激素

长期以来对糖皮质激素治疗急性毛细支气管炎的争议仍然存在,目前尚无定论。但有研究表明,糖皮质激素对毛细支气管炎的复发有一定的抑制作用。

四、疗效分析

(一)病程

一般为 5～15 天。恰当的治疗可缩短病程。

(二)病情加重

如果经过合理治疗病情无明显缓解,应考虑以下情况:①有无并发症出现,如合并心力衰竭者病程可延长;②有无先天性免疫缺陷或使用免疫抑制剂;③婴儿是否输液过多,加重喘憋症状。

五、预后

预后大多良好。婴儿期患毛细支气管炎的患儿易于在病后半年内反复咳喘,随访 2～7 年有 20%～50% 发生哮喘。此类患儿发生哮喘的危险因素为过敏体质、哮喘家族史、先天小气道等。

第四节　支气管哮喘

支气管哮喘(简称哮喘)是由多种细胞(嗜酸性粒细胞、肥大细胞、T 淋巴细胞、中性粒细胞和气道上皮细胞等)和细胞组分共同参与的慢性气道炎症性疾病。这种慢性气道炎症导致气道反应性增高,当接触到各种危险因素(如尘螨、花粉等变应原,烟草烟雾,呼吸道病毒感染,剧烈情绪波动,化学刺激等)时,出现广泛多变的可逆性气流受限,引起反复发作性喘息、气促、胸闷、咳嗽等症状,常在夜间和(或)清晨发作或加剧,多数患者可经治疗缓解或自行缓解。

哮喘已经成为最常见的慢性疾病之一,全世界大约有 3 亿患者,且患病率仍在上升中。流行病学调查显示我国城区儿童哮喘患病率为1.97%,其中70%～80%的儿童哮喘发病于 5 岁以前。

一、发病机制

哮喘的发病机制十分复杂,目前认为与免疫因素,神经、精神和内分泌因素,遗传学背景和环境因素有关。

103

(一)免疫学因素

哮喘被认为是一种免疫性疾病,主要表现为 Th1/Th2 细胞失衡(Th1 细胞功能下降和 Th2 细胞功能异常增高),刺激嗜酸性粒细胞、肥大细胞、T 淋巴细胞、中性粒细胞和气道上皮细胞等产生一系列炎症介质(如组胺、白三烯、前列腺素等)。哮喘的发作(或加重)是阶段性的,但气道炎症是长期存在的。气道炎症被认为是哮喘的本质,是导致哮喘气道高反应性的病理生理学基础。

(二)神经、精神和内分泌因素

气道内胆碱能神经、肾上腺素能神经、非肾上腺素能非胆碱能神经失调及神经肽等因素参与了哮喘的发病。一些哮喘患者的发作与其自身情绪及内分泌紊乱有关。

(三)遗传因素

哮喘有明显的遗传倾向,哮喘患儿及其家庭成员多具有特应质,有湿疹、过敏性鼻炎、食物或药物过敏等过敏性疾病史。哮喘为多基因遗传病,目前已发现许多与哮喘疾病相关的基因。

(四)环境因素

哮喘常由某些危险因素诱发,如吸入变应原(尘螨、花粉、动物毛屑、真菌等)、食入变应原(牛奶、鸡蛋、花生等)、呼吸道感染(主要是病毒和支原体感染)、冷空气、运动,以及过度通气、强烈情绪变化、药物(阿司匹林、β 受体阻滞剂等)、化学刺激物、烟草烟雾等。

二、病理

支气管哮喘的本质是慢性下气道变应性炎症,主要病理改变包括支气管痉挛、支气管壁炎症性水肿、黏液栓形成、气道重塑。

三、诊断

(一)临床表现

1.先兆期

哮喘典型发作前 1～2 天往往有上呼吸道感染或接触变应原,先兆症状主要有咳嗽、打喷嚏、流涕和胸闷等。自先兆症状到哮喘典型发作,起病或急或缓,多在夜间或气候变化时发作。

2.哮喘发作时症状

表现为反复的发作性咳嗽、喘息、胸闷、气促,以夜间和清晨明显,出现呼气

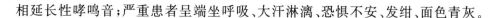

相延长性哮鸣音;严重患者呈端坐呼吸、大汗淋漓、恐惧不安、发绀、面色青灰。

(二)体征

胸部体征可见桶状胸,吸气时出现三凹征,叩诊肺部呈鼓音,听诊肺部呼吸音减弱,双肺可闻及哮鸣音。

(三)辅助检查

1.肺功能检查

肺功能检查主要用于 5 岁以上的儿童。对于第一秒用力呼气量(FEV_1)<正常预计值 70% 的疑诊哮喘患者,可进行支气管舒张试验,以评估其气流受限的可逆性变化。对于 FEV_1≥正常预计值 70% 的疑诊哮喘患者,可进行支气管激发试验,以评估其气道反应性。呼气流量峰值(PEF)日间变异率亦可用于帮助诊断哮喘和判断哮喘严重程度,若 PEF 日间变异率>20%、使用支气管扩张药后 PEF 增加超过 20%,则可诊断为哮喘。

2.胸部 X 线检查

胸部 X 线检查主要用于排除肺部其他疾病,如结核、肺部感染、支气管异物、呼吸系统先天性疾病等。

3.其他检查

包括诱导痰试验、呼出气一氧化氮浓度测定、血气分析等。

(四)诊断标准

1.儿童哮喘的诊断标准

(1)反复发作的喘息、咳嗽、气促、胸闷,多与接触变应原、冷空气、物理或化学性刺激、呼吸道感染及运动等有关,常在夜间和(或)清晨发作及加剧。

(2)发作时双肺可闻及散在或弥漫性、以呼气相为主的哮鸣音,呼气相延长。

(3)上述症状经抗哮喘治疗有效或自行缓解。

(4)排除其他疾病所引起的喘息、咳嗽、气促和胸闷。

(5)临床表现不典型者(如无明显喘息或哮鸣音),应至少具备以下几项:①支气管激发试验或运动激发试验阳性。②证实存在可逆性气流受限:支气管舒张试验,吸入 β_2 受体激动剂 15 分钟后 FEV_1≥12%;抗哮喘治疗有效,使用支气管扩张药和口服(或吸入)糖皮质激素治疗 1~2 周后 FEV_1 增加≥12%。③PEF 每天变异率(连续监测 1~2 周)≥20%。

符合第(1)~(4)条或第(4)(5)条者,可以诊断为哮喘。

2.咳嗽变异型哮喘的诊断标准

(1)持续咳嗽≥4周,常在夜间和(或)清晨发作及加剧,以干咳为主。

(2)临床上无感染征象,或经较长时间抗生素治疗无效。

(3)抗哮喘药物诊断性治疗有效。

(4)排除其他原因引起的慢性咳嗽。

(5)支气管激发试验阳性和(或)PEF每天变异率(连续监测1～2周)≥20%。

(6)个人或一级、二级亲属有特应性疾病史或变应原测试阳性。

以上(1)～(4)项为诊断咳嗽变异型哮喘的基本条件。

3.哮喘预测指数(API)

API主要用于判断3岁以内婴幼儿喘息发展为哮喘的危险性。在过去1年喘息≥4次,具有以下1项主要危险因素或2项次要危险因素,则为API阳性。主要危险因素包括父母有哮喘病史;经医师诊断为特应性皮炎;有吸入变应原致敏的依据。次要危险因素包括有食物变应原致敏的依据;外周血嗜酸性粒细胞≥4%;与感冒无关的喘息。如API阳性,建议进行哮喘规范治疗,哮喘的确诊有赖于定期复查的临床判断。

(五)哮喘控制水平评估和哮喘急性发作

哮喘的治疗目标是取得和维持哮喘的临床控制,对每一个哮喘患者均应进行哮喘控制水平的评估,并依此确定哮喘的治疗方案。

哮喘急性发作是指出现呼吸短促、咳嗽、喘息、胸闷等症状中的某一症状或某些症状的进行性加重。

四、鉴别诊断

不是所有喘息患者(尤其是5岁及以下儿童)都是哮喘,应注意与毛细支气管炎、支气管淋巴结结核、气道异物、先天性呼吸系统畸形、先天性心血管疾病等鉴别。以咳嗽为唯一症状的咳嗽变异型哮喘宜注意与上气道咳嗽综合征、胃食管反流性咳嗽、嗜酸性粒细胞性支气管炎等疾病鉴别。

五、治疗

哮喘的治疗目标是取得和维持临床控制,治疗药物主要分为控制药物和缓解药物两大类。

(一)控制药物

控制药物是抑制气道炎症的药物,需要长期使用,主要药物:①糖皮质激素

（包括吸入型糖皮质激素和全身使用的糖皮质激素）；②抗白三烯类药物；③长效
β_2受体激动剂（吸入剂和缓释片剂）；④缓释茶碱；⑤肥大细胞膜保护剂（色甘酸
钠、尼多克罗米）；⑥抗 IgE 抗体。其中，吸入型糖皮质激素（ICS）是长期控制哮
喘的首选药物，也是目前最有效的控制药物。

（二）缓解药物

缓解药物主要用于迅速缓解哮喘急性症状，主要药物：①短效 β_2受体激动剂
（包括吸入型和全身使用的剂型）；②抗胆碱能药物；③短效茶碱；④全身性糖皮
质激素；⑤肾上腺素。其中，短效 β_2受体激动剂是目前最有效、临床应用最广泛
的支气管扩张药。

（三）哮喘急性发作期治疗

（1）吸入适量速效 β_2受体激动剂为首选。开始第 1 小时内每 20 分钟吸入
$2\sim4$ 喷；然后，轻度发作者每 $3\sim4$ 小时吸入 $2\sim4$ 喷，重度发作者每 $1\sim2$ 小时吸
入 $6\sim10$ 喷。亦可采取压力雾化或氧气雾化方式吸入速效 β_2受体激动剂。

（2）联合吸入速效 β_2受体激动剂和抗胆碱能药物有助于进一步改善 PEF 和
FEV_1，以及降低住院率。

（3）短效茶碱可用于缓解哮喘急性症状，如已吸入大量 β_2受体激动剂，则不
推荐再使用茶碱。长期使用茶碱者最好能监测茶碱血药浓度。

（4）对中度或严重发作的哮喘患者，可给予糖皮质激素短程（$1\sim7$ 天）口服，
泼尼松每天 $0.5\sim1.0$ mg/kg。严重哮喘发作时，可静脉给予甲泼尼龙，每天 $2\sim$
6 mg/kg，分 $2\sim3$ 次输注；或给予琥珀酸氢化可的松或氢化可的松，每次 $5\sim$
10 mg/kg。雾化吸入布地奈德混悬液对急性哮喘发作亦有一定的帮助。

（5）对于存在低氧血症的患者给予氧疗，使氧饱和度达到 95%。

（四）特异性免疫治疗

特异性免疫治疗为针对变应原的特异性脱敏治疗，主要方法有皮下注射和
舌下含服。

第五章

小儿消化系统疾病

第一节　胃食管反流

胃食管反流(gastroesophageal reflux,GER)是指胃内容物反流入食管,分生理性和病理性 2 种。生理情况下,由于婴儿食管下括约肌(lower esophageal sphincter,LES)发育不成熟或神经-肌肉协调功能差,可出现反流,往往出现于日间餐时或餐后,又称"溢乳"。病理性反流是由于 LES 的功能障碍和(或)与其功能有关的组织结构异常,以致 LES 压力低下而出现的反流,常常发生于睡眠、仰卧及空腹时,可引起一系列临床症状和并发症,即胃食管反流病(gastroesophageal reflux disease,GERD)。

一、病因和发病机制

(一)食管下括约肌

(1)LES 压力降低是引起 GER 的主要原因,LES 是食管下端平滑肌形成的功能高压区,是最主要的抗反流屏障。正常吞咽时,LES 反射性松弛,静息状态保持一定的压力使食管下端关闭,如因某种因素使上述正常功能发生紊乱时,LES 短暂性松弛即可导致胃内容物反流入食管。

(2)LES 周围组织作用减弱,例如,缺少腹腔段食管,致使腹内压增高时不能将其传导至 LES 使之收缩达到抗反流的作用;婴儿食管胃角(由食管和胃贲门形成的夹角,即 His 角)较大(正常为 30°～50°);膈肌上食管裂孔钳夹作用减弱;膈食管韧带和食管下端黏膜瓣解剖结构存在器质性或功能性病变时,以及胃内压、腹内压增高等,均可破坏正常的抗反流功能。

（二）His 角

His 角由胃肌层悬带形成,正常是锐角,胃底扩张时悬带紧张使角度变锐起瓣膜作用,可防止反流。新生儿 His 角较钝,易反流。

（三）食管廓清能力降低

正常情况下,食管廓清能力是依靠食管的推动性蠕动、唾液的冲洗、对酸的中和作用、食管的重力和食管黏膜细胞分泌的碳酸氢盐等多种因素发挥作用。当食管蠕动减弱、消失或出现病理性蠕动时,食管清除反流物的能力下降,这样就延长了有害反流物质在食管内的停留时间,增加了对食管黏膜的损伤。

（四）食管黏膜的屏障功能破坏

屏障作用是由黏液层、细胞内的缓冲液、细胞代谢及血液供应共同构成的。反流物中的某些物质,如胃酸、胃蛋白酶及十二指肠反流入胃的胆盐和胰酶使食管黏膜的屏障功能受损,引起食管黏膜炎症(图 5-1)。

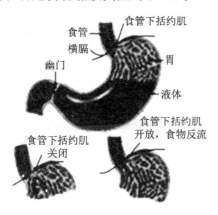

图 5-1　胃食管反流模式

（五）胃、十二指肠功能失常

胃排空能力低下,使胃内容物及其压力增加,当胃内压增高超过 LES 压力时可使 LES 开放。胃容量增加又导致胃扩张,致使贲门食管段缩短,使其抗反流屏障功能降低。十二指肠病变时,幽门括约肌关闭不全则导致十二指肠胃反流。

二、临床表现

（一）呕吐

新生儿和婴幼儿以呕吐为主要表现。多数发生在进食后,呕吐物为胃内容物,有时含少量胆汁,也有表现为漾奶、反刍或吐泡沫。年长儿以反胃、反酸、嗳气等症状多见。

(二)反流性食管炎常见症状

1.胃灼热

胃灼热见于有表达能力的年长儿,常发生于胸骨下端,饮用酸性饮料可使症状加重,服用抗酸剂症状减轻。

2.咽下疼痛

婴幼儿表现为喂奶困难、烦躁、拒食,年长儿诉咽下疼痛,如并发食管狭窄则出现严重呕吐和持续性吞咽困难。

3.呕血和便血

食管炎严重者可发生食管糜烂或溃疡,出现呕血或黑便症状。严重的反流性食管炎可发生缺铁性贫血。

(三)Barrett 食管

由于慢性 GER,食管下段的鳞状上皮被增生的柱状上皮所替代,抗酸能力增强,但更易发生食管溃疡、狭窄和腺癌。症状为吞咽困难、胸痛、营养不良和贫血。

(四)其他全身症状

1.呼吸系统疾病

反流物可直接或间接引发反复呼吸道感染、吸入性肺炎、难治性哮喘、早产儿窒息或呼吸暂停及婴儿猝死综合征等。

2.营养不良

患儿主要表现为体重不增和生长发育迟缓、贫血。

3.其他

如声音嘶哑、中耳炎、鼻窦炎、反复口腔溃疡、龋齿等。部分患儿可出现精神神经症状。

(1)桑迪弗综合征:是指病理性 GER 患儿呈现类似斜颈样的一种特殊"公鸡头样"的姿势。此为一种保护性机制,以保持气道通畅或减轻酸反流所致的疼痛。同时,患儿还伴有杵状指、蛋白丢失性肠病及贫血。

(2)婴儿易激惹综合征:表现为易激惹、夜惊、进食时哭闹等。

三、诊断

GER 临床表现复杂且缺乏特异性,单一检查方法都有局限性,故诊断须采用综合技术。凡临床发现患儿出现不明原因反复呕吐、吞咽困难、反复发作的慢性呼吸道感染、难治性哮喘、生长发育迟缓、营养不良、贫血、反复出现窒息、呼吸暂停等症状时都应考虑到 GER 的可能,以及严重患儿的食管黏膜炎症改变。

四、辅助检查

(一)食管钡餐造影

食管钡餐造影适用于任何年龄,但对胃滞留的早产儿应慎重。可对食管的形态、运动状况、钡剂的反流和食管与胃连接部的组织结构做出判断,并能观察到食管裂孔疝等先天性疾病。检查前禁食 3～4 小时,分次给予相当于正常摄食量的钡剂。GER 食管钡餐造影分级见表 5-1。

表 5-1　GRE 食管钡餐造影分级

分级	表现
0 级	无胃内容物反流入食管下段
1 级	少量胃内容物反流入食管下段
2 级	反流至食管,相当于主动脉弓部位
3 级	反流至咽部
4 级	频繁反流至咽部,且伴有食管运动障碍
5 级	反流至咽部,且有钡剂吸入

(二)24 小时食管 pH 监测

将微电极放置在食管括约肌的上方,24 小时连续监测食管下段 pH,如有酸性 GER 发生则 pH 下降。通过计算机分析可反映 GER 的发生频率、发生时间、反流物在食管内停留的状况及反流与起居活动、临床症状之间的关系,借助一些评分标准,可区分生理性和病理性反流。此监测方法是目前最可靠的诊断方法。

(三)食管动力功能检查

应用低顺应性灌注导管系统和腔内微型传感器导管系统等测压设备,了解食管运动情况及 LES 功能。对于 LES 压力正常的患儿应连续测压,动态观察食管运动功能。

(四)食管内镜检查及黏膜活检

食管内镜检查及黏膜活检可确定是否存在食管炎病变及 Barrett 食管。内镜下食管炎可分为 3 度:Ⅰ度为充血;Ⅱ度为糜烂和(或)浅溃疡;Ⅲ度为溃疡和(或)狭窄。

(五)胃-食管同位素闪烁扫描

口服或食管内注入含有 ^{99m}Tc 标记的液体,应用 R 照相机测定食管反流量,可了解食管运动功能,明确呼吸道症状与 GER 的关系。

(六)超声学检查

B 型超声可检测食管腹段的长度、食管黏膜纹理状况、食管黏膜的抗反流作用,同时可探查有无食管裂孔疝。

五、鉴别诊断

(1)以呕吐为主要表现的新生儿、婴儿应排除消化道器质性病变,如肠旋转不良、肠梗阻、先天性肥厚性幽门狭窄、胃扭转等。

(2)对反流性食管炎伴并发症的患儿,必须排除由于物理性、化学性、生物性等致病因素引起组织损伤而出现的类似症状。

六、治疗

治疗的目的是缓解症状,改善患儿生活质量,防治并发症。

(一)一般治疗

1.体位治疗

将床头抬高 15°～30°,婴儿采用仰卧位,年长儿采用左侧卧位。

2.饮食治疗

适当增加饮食的稠度,少量多餐,睡前避免进食。低脂、低糖饮食,避免过饱。肥胖患儿应控制体重。避免食用辛辣食品、巧克力、酸性饮料和高脂饮食。

(二)药物治疗

药物治疗包括促胃肠动力药、抑酸药、黏膜保护剂 3 类。

1.促胃肠动力药

促胃肠动力药能提高 LES 张力,增加食管和胃蠕动,促进胃排空,从而减少反流。

(1)多巴胺受体拮抗剂:多潘立酮为选择性、周围性多巴胺受体拮抗剂,可促进胃排空,但对食管动力改善不明显。常用剂量为每次 0.2～0.3 mg/kg,每天 3 次,饭前半小时及睡前口服。

(2)通过乙酰胆碱起作用的药物:西沙必利为新型全胃肠动力药,是一种非胆碱能非多巴胺受体拮抗剂。主要作用于消化道壁肌间神经丛运动神经元的 5-羟色胺受体(5-HT),增加乙酰胆碱释放,从而诱导和加强胃肠道生理运动。

常用剂量为每次 0.1～0.2 mg/kg,每天 3 次,口服。

2.抑酸药

抑酸药主要作用为抑制胃酸分泌以减少反流物对食管黏膜的损伤,提高 LES 张力。

(1)抑酸药:H_2 受体拮抗剂,常用西咪替丁、雷尼替丁;质子泵抑制剂,常用奥美拉唑。

(2)中和胃酸药:如氢氧化铝凝胶,多用于年长儿。

3.黏膜保护剂

如硫酸铝、硅酸铝盐、磷酸铝等。

(三)外科治疗

采用上述治疗后,大多数患儿症状能明显得到改善,甚至痊愈。若采用上述治疗后无效,具有下列指征可考虑外科手术。

(1)内科治疗6～8周无效,有严重并发症(消化道出血、营养不良、生长发育迟缓)。

(2)严重食管炎伴溃疡、狭窄或发现有食管裂孔疝者。

(3)有严重的呼吸道并发症,如呼吸道梗阻、反复发作吸入性肺炎或窒息、伴支气管肺发育不良者。

(4)合并严重神经系统疾病。

第二节 功能性消化不良

功能性消化不良(functional dyspepsia,FD)是指有持续存在或反复发作的上腹痛、腹胀、早饱、嗳气、厌食、胃灼热、反酸、恶心及呕吐等消化功能障碍症状,经各项检查排除器质性疾病的一组小儿消化内科最常见的临床综合征。功能性消化不良的患儿主诉各异,又缺乏肯定的特异性病理生理基础,因此,对这一部分患者,曾有许多命名,主要有功能性消化不良、非溃疡性消化不良、特发性消化不良、原发性消化不良、胀气性消化不良及上腹不适综合征等。目前,国际上多采用前 3 种命名,而功能性消化不良尤为大多数学者所接受。

一、流行病学

FD发病十分普遍,美国东北部郊区507名社区青少年调查发现,5%～10%的受调查者具有典型的消化不良症状。西伯利亚青少年消化不良调查表明,女性患病率为27%,男性患病率为16%。意大利北部校园儿童研究表明,3.5%的儿童存在溃疡样消化不良的表现,3.7%的儿童存在动力障碍样消化不良,但此研究中未纳入12岁以上的青少年,所以患病率低。一项在儿科消化专科门诊进行的研究表明,4～9岁功能性胃肠病患儿中,13.5%被诊断为消化不良,10～18岁功能性胃肠病患儿中有10.2%被诊断为消化不良。

在我国,此病有逐年上升的趋势,以消化不良为主诉的成人患者约占普通内科门诊的11%、占消化专科门诊的53%。国内儿科患者中功能性消化不良的发病率尚未得到规范的统计。

二、病因及发病机制

FD的病因不明,其发病机制亦不清楚。目前认为是多种因素综合作用的结果。这些因素包括了饮食和环境、胃酸分泌、幽门螺杆菌感染、消化道运动功能异常、心理因素及一些其他胃肠功能紊乱性疾病,如胃食管反流病、吞气症及肠易激综合征等。

(一)饮食与环境因素

FD患者的症状往往与饮食有关,许多患者常常主诉食用一些含气饮料、咖啡、柠檬或其他水果及油炸类食物会加重消化不良。虽然双盲法食物诱发试验对食物诱因的意义提出了质疑,但许多患儿仍在避免食用上述食物并平衡了膳食结构后感到症状有所减轻。

(二)胃酸

部分FD的患者会出现溃疡样症状,如饥饿痛,在进食后逐渐缓解,腹部有指点压痛,当给予制酸剂或抑酸药物后症状可在短期内缓解。这些都提示这类患者的发病与胃酸有关。

然而绝大多数研究证实,FD患者基础胃酸和最大胃酸分泌量没有增加,胃酸分泌与溃疡样症状无关,症状的轻重程度与最大胃酸分泌也无相关性。所以,胃酸在功能性消化不良发病中的作用仍须进一步研究。

(三)慢性胃炎与十二指肠炎

功能性消化不良患者中有30%～50%经组织学检查证实为胃窦胃炎,欧洲不少国家将慢性胃炎视为功能性消化不良,认为慢性胃炎可能通过神经及体液因素影响胃的运动功能,也有学者认为非糜烂性十二指肠炎也属于功能性消化不良。应当指出的是,功能性消化不良症状的轻重程度并不与胃黏膜炎症病变相互平行。

(四)幽门螺杆菌感染

幽门螺杆菌是一种革兰阴性细菌,一般定植于胃的黏液层表面。幽门螺杆菌感染与功能性消化不良关系的研究结果差异很大,有些研究认为幽门螺杆菌感染是 FD 的病理生理因素之一,因为在成人中,功能性消化不良患者的胃黏膜内常可发现幽门螺杆菌,检出率在 40%~70%。但大量的研究却表明,FD 患者的幽门螺杆菌感染率并不高于正常健康人,幽门螺杆菌阳性和幽门螺杆菌阴性者的胃肠运动和胃排空功能无明显差异,且幽门螺杆菌阳性的 FD 患者经根除幽门螺杆菌治疗后其消化不良症状并不一定随之消失,进一步研究证实幽门螺杆菌特异性抗原与 FD 无相关性,甚至其特异血清型 CagA 与任何消化不良症状或任何原发性功能性上腹不适症状均无关系。目前,国内学者的共识意见为幽门螺杆菌感染为慢性活动性胃炎的主要病因,有消化不良症状的幽门螺杆菌感染者可归属于 FD 范畴。

(五)胃肠运动功能障碍

许多的研究都认为 FD 其实是胃肠道功能紊乱的一种。它与其他胃肠功能紊乱性疾病有着相似的发病机制。近年来,随着对胃肠功能疾病在生理学(运动-感觉)、基础医学(脑-肠作用)及精神社会学等方面的进一步了解,并基于患者表现的症状及解剖位置,罗马委员会制订了新的标准,即罗马Ⅲ标准。罗马Ⅲ标准不仅包括诊断标准,亦对胃肠功能紊乱的基础生理、病理、神经支配及胃肠激素、免疫系统做了详尽的叙述,同时在治疗方面也提出了指导性意见,因此罗马Ⅲ标准是目前世界各国用于功能性胃肠疾病诊断、治疗的一个共识文件。

该标准认为:胃肠运动在消化期与消化间期有不同的形式和特点。消化间期胃肠运动的特点是呈现周期性移行性综合运动。空腹状态下由胃至末端回肠存在一种周期性运动形式,称为消化间期移行性复合运动(MMC)。出现在正常餐后 4~6 小时,这种周期性、特征性的胃肠运动起于近端胃,并缓慢传导到整个小肠。每个 MMC 由 4 个连续时相组成:Ⅰ相为运动不活跃期;Ⅱ相的特征是间断性蠕动收缩;Ⅲ相时胃发生连续性蠕动收缩,每个慢波上伴有快速发生的动作电位(峰电位),收缩环中心闭合而幽门基础压力却不高,处于开放状态,故能清除胃内残留食物；Ⅳ相是Ⅲ相结束回到Ⅰ相的恢复期。与之相对应,在Ⅲ相还伴有胃酸分泌、胰腺分泌和胆汁分泌。在消化间期,这种特征性运动有规则地重复出现,每一个周期时长为90分钟左右。空腹状态下,十二指肠最大收缩频率为12次/分,从十二指肠开始 MMC 向远端移动速度为 $5\sim10$ cm/min,90 分钟后到达末端回肠,其作用是清除肠内不被消化的食物颗粒。

消化期的胃肠运动形式比较复杂。进餐打乱了消化间期的活动,出现一种特殊的运动类型——胃窦-十二指肠协调收缩。胃底出现容受性舒张,胃远端出现不规则时相性收缩,持续数分钟后进入较稳定的运动模式,即 3 次/分的节律性蠕动性收缩,并与幽门括约肌的开放和十二指肠协调运动,推动食物进入十二指肠。此时小肠出现不规则、随机的收缩运动,并根据食物的大小和性质,使得这种运动模式可维持 $2.5\sim8.0$ 小时。此后,当食物从小肠排空后,又恢复消化间期的胃肠运动形式。

在长期对 FD 患者的研究中发现:约 50% 的 FD 患者存在餐后胃排空延迟,可以是液体和(或)固体排空障碍。61% 的小儿 FD 有胃排空迟缓。这可能是胃运动异常的综合表现,胃近端张力减低、胃窦运动减弱及胃电紊乱等都可以影响胃排空功能。胃内压力测定发现,25% 的功能性消化不良患者表现为胃窦运动功能减弱,尤其餐后明显低于健康人,胃窦甚至无收缩。儿童中,FD 患儿胃窦收缩幅度明显低于健康儿。胃容量-压力关系曲线和电子恒压器检查发现患者胃近端容纳舒张功能受损,胃顺应性降低,近端胃壁张力下降。

部分 FD 患者有小肠运动障碍,以近端小肠为主,胃窦-十二指肠测压发现胃窦-十二指肠运动不协调,主要是十二指肠运动紊乱,约有 1/3 的 FD 患者存在肠易激综合征。

(六)内脏感觉异常

许多 FD 患者对生理或轻微有害刺激的感受异常或过于敏感。一些患者对灌注酸和盐水的敏感性提高；一些患者即使在使用了 H_2 受体拮抗剂阻断酸分泌的情况下,静脉注射五肽胃泌素仍会发生疼痛。一些研究报道,球囊在胃近端膨胀时,FD 患者的疼痛往往会加重,他们疼痛发作时球囊膨胀的水平显著低于对照组。因此,内脏感觉的异常在功能性消化不良中可能起到了一定作用。但这种感觉异常的基础尚不清楚,初步研究证实功能性消化不良患者存在 2 种内脏传入功能障碍,一种是不被察觉的反射传入信号,另一种为感知信号。2 种异常可单独存在,也可以同时出现于同一患者。当胃肠道机械感受器感受扩张刺激后,受试者会因扩张容量的逐渐增加而产生感知、不适及疼痛,从而获得不同状态的扩张容量,功能性消化不良患者感知阈明显低于正常人,表明患者感觉过敏。

(七)心理-社会因素

心理学因素是否与 FD 的发病有关一直存在着争议。国内有学者曾对186 名 FD 患者的年龄、性别、生活习惯及文化程度等进行了解,并做了焦虑及抑郁程度的评定,结果发现 FD 患者以年龄偏大的女性多见,它的发生与焦虑及抑郁有较明显的关系。但目前尚无确切的证据表明功能性消化不良症状与精神异常或慢性应激有关。FD 患者重大生活应激事件的数量也不一定高于其他人群,但很可能这些患者对应激的感受程度要更高。所以作为医师,要了解患者的疾病就需要了解患者的性格特征及生活习惯等,这可能对治疗非常重要。

(八)其他胃肠功能紊乱性疾病

1. 胃食管反流病

胃灼热和反流是胃食管反流的特异性症状,但是许多胃食管反流病患者并无此明显症状,有些患者主诉既有胃灼热又有消化不良。目前,有许多学者已经接受了以下看法:有少数胃食管反流病患者并无食管炎,许多胃食管反流病患者具有复杂的消化不良病史,而不仅是单纯胃灼热与反酸症状。用 24 小时食管pH 监测研究发现,约有 20% 的 FD 与反流性疾病有关。

2. 吞气症

许多患者常下意识地吞入过量的空气,导致腹胀、饱胀和嗳气,这种情况也常继发于应激或焦虑。对于此类患者,治疗中进行适当的行为调适往往非常有效。

3. 肠易激综合征

FD 与其他胃肠道紊乱之间常常有许多重叠。约有 1/3 的肠易激综合征患者有消化不良症状;功能性消化不良患者中有肠易激综合征症状的比例也相近。

三、临床表现及分型

临床症状主要包括上腹痛、腹胀、早饱、嗳气、厌食、胃灼热、反酸、恶心和呕吐。病程多在 2 年内,症状可反复发作,也可在相当一段时间内无症状。可以某一个症状为主,也可有多个症状的叠加。

一般将 FD 分为 5 个亚型:反流样消化不良、运动障碍样消化不良、溃疡样消化不良、吞气症及特发性消化不良。目前,采用较多的是 4 型分类:运动障碍样消化不良、反流样消化不良、溃疡样消化不良、非特异性消化不良。

(一)运动障碍样消化不良

此型患者的表现以腹胀、早饱及嗳气为主,症状多在进食后加重。过饱时会出现腹痛、恶心,甚至呕吐。50%～60%的患者动力学检查存在胃近端和远端收缩和舒张障碍。

(二)反流样消化不良

突出的表现是胸骨后痛、胃灼热、反流。内镜检查未发现食管炎,但 24 小时 pH 监测可发现部分患者有胃食管酸反流。对于无酸反流者出现此类症状,认为与食管对酸敏感性增加有关。

(三)溃疡样消化不良

主要表现与十二指肠溃疡的表现相同:夜间痛和饥饿痛,进食或服抗酸药能缓解,可伴有反酸,少数患者伴胃灼热,症状呈慢性周期性。内镜检查未发现溃疡和糜烂性炎症。

(四)非特异性消化不良

消化不良表现不能归入前 3 种类型者。此型常合并肠易激综合征。

但是,罗马Ⅲ标准对 FD 的诊断更加明确及细化:指经排除器质性疾病,反复发生上腹痛、胃灼热、餐后饱胀或早饱半年以上且近 3 个月有症状,成人根据主要症状的不同还将 FD 分为餐后不适综合征(表现为餐后饱胀或早饱)和腹痛综合征(表现为上腹痛或胃灼热)2 个亚型。

四、诊断及鉴别诊断

(一)诊断

对于 FD 的诊断,首先应排除器质性消化不良。除了仔细询问病史及全面体检外,应进行以下的影像及实验室检查:①血常规;②粪隐血试验;③上消化道内镜;④肝、胆、胰超声;⑤肝、肾功能;⑥血糖;⑦甲状腺功能;⑧胸部 X 线检查。其中①～④为第一线检查,⑤～⑧为可选择性检查,多数根据第一线检查即可基本确定 FD 的诊断。此外,近年来开展的胃食管 24 小时 pH 监测、超声或放射性核素胃排空检查及胃肠道压力测定等多种胃肠道动力检查手段,在 FD 的诊断与鉴别诊断上也起到了十分重要的作用。许多原因不明的腹痛、恶心及呕吐患者往往经胃肠道压力检查找到了病因,这些检查也逐渐开始应用于儿科患者。

(二)FD 通用的诊断标准

(1)有慢性上腹痛、腹胀、早饱、嗳气、反酸、胃灼热、恶心、呕吐、喂养困难等上消化道症状,持续至少 4 周。

(2)内镜检查未发现胃及十二指肠溃疡、糜烂和肿瘤等器质性病变,未发现食管炎,也无上述疾病史。

(3)通过实验室检查、B超检查及X线检查,排除肝、胆、胰疾病。

(4)无糖尿病、结缔组织病、肾脏病及精神病史。

(5)无腹部手术史。

(三)儿童FD的罗马Ⅲ诊断标准

必须包括以下所有项。

(1)持续或反复发作的上腹部(脐上)疼痛或不适。

(2)排便后不能缓解,或症状发作与排便频率或粪便性状的改变无关(即排除肠易激综合征)。

(3)无炎症性、解剖学、代谢性或肿瘤性疾病的证据可以解释患儿的症状。

诊断前至少2个月,症状出现至少每周1次,符合上述标准。

(四)鉴别诊断

1.胃食管反流病

FD中的反流亚型与其鉴别困难。胃食管反流病具有典型或不典型的反流症状,内镜证实有不同程度的食管炎症改变,24小时食管pH监测有酸反应,无内镜下食管炎表现的患者属于反流样消化不良或胃食管反流病不易确定,但两者在治疗上是相同的。

2.具有溃疡样症状的器质性消化不良

具有溃疡样症状的器质性消化不良包括十二指肠溃疡、十二指肠炎、幽门管溃疡、幽门前区溃疡、糜烂性胃窦炎。在诊断功能性消化不良溃疡亚型前,必须进行内镜检查以排除以上器质性病变。

3.胃轻瘫

许多全身性的或消化道疾病均可引起胃排空功能的障碍,造成胃轻瘫。较常见的原因有糖尿病、尿毒症及结缔组织病。在诊断功能性消化不良运动障碍亚型时,应仔细排除其他原因所致的胃轻瘫。

4.慢性难治性腹痛

70%的慢性难治性腹痛患者为女性,多有身体或心理创伤史。患者常常主诉有长期(超过6个月)腹痛,且腹痛弥漫,多伴有腹部以外的症状。大多数患者经过广泛的检查而结果均为阴性。这类患者多数有严重的潜在的心理疾病,包括抑郁、焦虑和躯体形态的紊乱。他们常坚持自己有严重的疾病并要求进一步检查。对这类患者应提供多种方式的心理、行为和药物联合治疗。

五、治疗

(一)一般治疗

一般说来,治疗中最重要的是在医师和患者之间建立一种牢固的治疗关系。医师应通过详细询问病史和全面细致的体格检查取得患者的信赖。经过初步检查之后,应与患者讨论鉴别诊断,包括功能性消化不良的可能。应向患者推荐合理的诊断和检查步骤,并向患者解释他们所关心的问题。经过诊断性检查之后,应告诉患者功能性消化不良的诊断,同时向他们进行宣教、消除他们的疑虑,抑制"过分检查"的趋势,将重点从寻找症状的原因转移到帮助患者减轻这些症状。

医师应该探究患者的生活应激情况,包括患者与家庭、学校、人际关系及生活环境有关的事物。改变他们的生活环境是不太可能的,应指导患者减轻应激反应的措施,如体育锻炼和良好的饮食睡眠习惯。

还应了解患者近期的饮食或用药的改变。要仔细了解可能使患者症状加重的食物和药物,并停止使用。

(二)药物治疗

对于功能性消化不良,药物治疗的效果不太令人满意。目前为止,没有任何一种特效的药物可以使症状完全缓解。而且,症状的改善也可能与自然病程中症状的时轻时重有关,或者是药物充当安慰剂的作用。所以治疗的重点应放在生活习惯的改变和采取积极的克服策略上,而非一味地依赖于药物。在症状加重时,药物治疗可能会有帮助,但应尽量减少用量,只有在有明确益处时才可长期使用。下面介绍治疗功能性消化不良的常用药物。

1.抗酸药和抑酸药

(1)抗酸药:在消化不良的治疗用药中,抗酸药是应用最广泛的一种。在西方国家这是一种非处方药,部分患者服用抗酸药后症状缓解,但也有报告抗酸药与安慰剂在治疗功能性消化不良方面疗效相近。在我国常用的抗酸药有碳酸钙口服液、复方氢氧化铝片等。这类药物对于缓解饥饿痛、反酸及胃灼热等症状有明显的效果。但药物作用时间短,须多次服用,而长期服用易引起不良反应。

(2)抑酸药:主要指 H_2 受体拮抗剂和质子泵抑制剂。①H_2 受体拮抗剂治疗功能性消化不良的报道很多,药物的疗效在统计学上显著优于安慰剂。主要有西咪替丁、雷尼替丁及法莫替丁等,它们抑制胃酸的分泌,对溃疡亚型和反流亚型都有明显的效果。②质子泵抑制剂,如奥美拉唑,可抑制壁细胞 H^+-K^+-ATP

酶活性,抑制胃酸分泌作用强,持续时间长,适用于经 H_2 受体拮抗剂治疗无效的患者。

2.促胃肠动力药

根据有对照组的临床验证,现已肯定甲氧氯普胺、多潘立酮及西沙必利对消除功能性消化不良的各种症状确有疗效。在儿科,多潘立酮应用较多。

(1)甲氧氯普胺:具有抗中枢和外周多巴胺的作用,同时兴奋 5-HT$_4$ 受体,促进内源性乙酰胆碱释放,增加胃窦-十二指肠协调运动,促进胃排空。儿童剂量为每次 0.2 mg/kg,3~4 次/天,餐前 15~20 分钟服用。因不良反应较多,故临床应用逐渐减少。

(2)多潘立酮:为外周多巴胺受体拮抗剂,可促进固体和液体胃排空,抑制胃容纳舒张,协调胃窦-十二指肠运动,松弛幽门,从而缓解消化不良症状。儿童剂量为每次 0.3 mg/kg,3~4 次/天,餐前 15~30 分钟服用。1 岁以下儿童由于血-脑屏障功能发育尚未完全,故不宜服用。

(3)西沙必利:通过促进胃肠道肌层神经丛副交感神经节后纤维末梢乙酰胆碱的释放,增强食管下括约肌张力,加强食管、胃、小肠和结肠的推进性运动。对胃的作用主要有增加胃窦收缩,改善胃窦-十二指肠协调运动。降低幽门时相性收缩频率,使胃电活动趋于正常,从而加速胃排空。儿童剂量为每次 0.2 mg/kg,3~4 次/天,餐前 15~30 分钟服用。临床研究发现,该药能明显改善消化不良症状,但因对心脏有不良反应,故应用受到限制。

(4)红霉素:虽为抗生素,但也是胃动素受体激动剂,可增加胃近端和远端收缩活力,促进胃推进性蠕动,加速空腹和餐后胃排空,可用于 FD 患儿。

3.胃黏膜保护剂

这类药物主要有硫糖铝、米索前列醇、恩前列素及蒙脱石散等。临床上这类药物的应用主要是由于功能性消化不良的发病可能与慢性胃炎有关,患者可能存在胃黏膜屏障功能的减弱。

4.5-HT$_3$

5-HT$_3$ 受体拮抗剂和阿片类受体激动剂这两类药物促进胃排空的作用很弱,用于治疗功能性消化不良患者的原理是调节内脏感觉阈。但此类药在儿科中尚无用药经验。

5.抗焦虑药

国内有医师使用小剂量多虑平和多潘立酮结合心理疏导治疗功能性消化不良患者,发现对上腹痛及嗳气等症状有明显的缓解作用,较之不使用多虑平的患者有明显提高。因此,在对 FD 患者的治疗中,利用药物对其心理障碍进行治疗有一定的临床意义。

第三节　消化性溃疡

消化性溃疡是指那些接触消化液(胃酸和胃蛋白酶)的胃肠黏膜及其深层组织的一种局限性黏膜缺损,其深度达到或穿透黏膜肌层。溃疡好发于十二指肠和胃,但也可发生于食管、小肠及胃肠吻合口处,极少数发生于异位的胃黏膜。本病 95％以上发生在胃和十二指肠,即又称为胃溃疡和十二指肠溃疡。近年来随着诊断技术的进步,尤其是消化内镜在儿科的普及应用,该病的检出率明显上升。

一、病因及发病机制

消化性溃疡的病因繁多,有遗传、精神、环境、饮食、吸烟及内分泌等因素,迄今尚无定论。发病机制多倾向于攻击因素-防御因素失衡学说。正常情况下,胃黏膜分泌黏液,良好的血液运输、旺盛的细胞更新能力及胃液分泌的调节机制等防御因素处于优势,或与盐酸、胃蛋白酶及幽门螺杆菌等攻击因素保持平衡。一旦攻击因素增强和(或)防御因素削弱则可形成溃疡。目前认为,在上述因素中两大环境因素对大多数溃疡患者的发病有重要意义,即幽门螺杆菌感染与非甾体抗炎药的使用。

(一)导致消化性溃疡的有害因素

消化性溃疡形成的基本因素是胃酸及胃蛋白酶分泌增加。

1.胃酸

胃酸由胃黏膜的壁细胞分泌,壁细胞上有 3 种受体即乙酰胆碱受体、胃泌素受体及组胺受体。这 3 种受体在接受相应物质乙酰胆碱、胃泌素及组胺的刺激后产生泌酸效应。迷走神经活动也与胃酸分泌有关。

(1)壁细胞泌酸过程可分 3 个步骤:①组胺、胆碱能递质或胃泌素与细胞膜上的相应受体结合;②经第二信使(AMP、Ca^{2+})介导,使刺激信号由细胞内向细胞膜顶端传递;③在刺激下,使 H^+-K^+-ATP 酶移至分泌性微管,将 H^+ 从细胞内泵向胃腔,生成胃酸。一般情况下,组胺、乙酰胆碱和胃泌素除单独地促进胃酸分泌外,还有协同作用。

(2)正常人平均每天胃液分泌量为 1 000~1 500 mL,盐酸为 40 mmol/L;十二指肠溃疡患者每天胃液分泌量为 1 500~2 000 mL,盐酸为 40~80 mmol/L;而胃溃疡患者每天胃液分泌量及盐酸多在正常范围。胃酸分泌随着年龄改变而变化,婴儿出生时胃液呈碱性,24~48 小时游离酸分泌达高峰,此与来自母体的胃泌素可通过胎盘有直接关系,出生 2 天后母体胃泌素减少,婴儿胃酸分泌降低。出生 10 天后胃酸分泌上升,1~4 岁持续低水平,4 岁以后逐渐升高。所以新生儿在出生 2 天后就可发生急性胃溃疡及胃穿孔。由于胃酸分泌随年龄增长而增加,年长患儿消化性溃疡的数量较婴儿多。

(3)胃酸增高的原因。①壁细胞数量增加:正常男性为 1.09×10^9,女性为 0.82×10^9。而十二指肠溃疡为 1.8×10^9,胃溃疡为 0.8×10^9。②胃泌素:分为人胃泌素 G17(胃窦部最高)和人胃泌素 G34(十二指肠最高)。十二指肠溃疡患者胃泌素无增加,有人提出十二指肠溃疡患者胃酸分泌增高可能与壁细胞对胃泌素刺激敏感有关。有学者曾给十二指肠溃疡及非溃疡患者注射 8 个不同剂量的胃泌素,结果达到最大胃酸分泌量时胃泌素半数有效量的均值为 148.2 ± 30.3,十二指肠溃疡为 60.5 ± 9.6,说明十二指肠溃疡患者胃酸分泌过高是壁细胞对胃泌素刺激敏感所致。③驱动胃酸分泌增加的其他因素:神经、内分泌及旁分泌等因素可使胃酸分泌增加,消化性溃疡患者基础胃酸分泌量分泌的紧张度增加,敏感性也增加。

2.胃蛋白酶

胃壁主细胞分泌胃蛋白酶原,按照免疫化学分型,分为胃蛋白酶原Ⅰ(PGⅠ)和胃蛋白酶原Ⅱ(PGⅡ)。PGⅠ存在 5 种亚型,分布于胃体主细胞,PGⅡ存在于胃体及胃窦。应用放射免疫分析法可在 30%~50% 的十二指肠溃疡患者血中测出 PGⅠ升高,当 PGⅠ达到 130 μg/L 时,其致十二指肠溃疡的危险较正常人增高 3 倍。PGⅡ升高时致胃溃疡的危险较正常人增高 3 倍。

胃蛋白酶的消化作用是与胃酸紧密联系在一起的,当胃酸 pH 为 1.8~2.5 时胃蛋白酶活性达到最佳状态,当 pH>4 时胃蛋白酶失去活性,不起消化作用。故消化作用必须有足够的酸且使 pH 在 3 以下才能激活胃蛋白酶,胃酸与胃蛋白酶共同作用产生溃疡,但胃酸是主要因素。婴儿出生时胃液中胃蛋白酶含量极微,以后缓慢增加,至青春期达到成人水平。

3.胆汁酸盐

胆汁与胃溃疡的关系早有报道。在胃窦或十二指肠发生动力紊乱时,胆汁反流入胃,引起胃黏膜损伤,特别是胆汁和胰液在十二指肠互相混合生成溶血磷脂酰胆碱,后者破坏胃黏膜屏障,使 H^+ 反向弥散而损害胃黏膜。现认为胆汁对胃黏膜的损伤,主要由胆汁酸(胆盐)所致。胆盐有增加胃内 H^+ 的反向弥散和降低黏膜电位差的作用,与胃内的酸性环境和胆汁的浓度有密切关系。动物实验表明 H^+ 反向弥散在胆汁高浓度和 pH 为 2 的条件下反应最显著,胆汁低浓度和 pH 为 8 的条件下反应轻微。

胆汁酸刺激肥大细胞释放组胺,组胺可使胃黏膜血管扩张,毛细血管壁的通透性增加,导致黏膜水肿、出血、发炎及糜烂,在这样的情况下黏膜很容易发展成溃疡。

4.幽门螺杆菌感染

幽门螺杆菌与慢性胃炎密切相关,抑制幽门螺杆菌使原发性消化性溃疡愈合率增加,消除幽门螺杆菌以后溃疡复发率显著下降,细菌的消除及胃十二指肠炎的消退在很多研究中与溃疡不复发有关。文献报道,在未服用阿司匹林及其他非甾体抗炎药的胃十二指肠溃疡患者中,90%以上胃十二指肠溃疡患者均有幽门螺杆菌感染引起的慢性活动性胃炎,仅 5%～10%的十二指肠溃疡患者及 30%的胃溃疡患者无明确的幽门螺杆菌感染的证据。且在根除幽门螺杆菌后消化性溃疡 1 年复发率<10%,而幽门螺杆菌阳性的消化性溃疡愈合后 1 年复发率为 50%左右、2 年复发率几乎达 100%。

幽门螺杆菌感染与胃黏膜的改变在很大程度上可能与幽门螺杆菌的产物(细胞毒素及尿素酶)及炎症过程有关。幽门螺杆菌感染和黏膜的炎症可破坏胃及十二指肠黏膜屏障的完整性,十二指肠溃疡不伴幽门螺杆菌感染少见,但不清楚的是为何只有一小部分感染了幽门螺杆菌的患者发展为消化性溃疡,其发病机制如何,现认为可能与以下因素有关。

(1)幽门螺杆菌菌株:不同的幽门螺杆菌菌株有不同的致病性,产生不同的临床结果,具有细胞空泡毒素(CagA 及 VagA)的幽门螺杆菌菌株感染,使患溃疡的机会增加。目前,有研究已发现儿童溃疡患者感染此菌的比例很高。

(2)宿主的遗传易感性:O 型血的人十二指肠溃疡的发生率较其他血型者高 30%～40%,也有研究认为,幽门螺杆菌感染和不同的血型抗原是十二指肠溃疡发生中 2 个独立的因素。

(3)炎症反应:中性粒细胞引起氧化反应。幽门螺杆菌表面蛋白质激活单核细胞和巨噬细胞,分泌 IL-1 及 TNF,合成血小板激活因子而产生严重的病理反应。

（4）酸分泌反应：有报道幽门螺杆菌感染者，食用蛋白胨等可引起胃窦 G 细胞胃泌素的释放增加，细菌消除后恢复正常。更多学者认为，幽门螺杆菌感染导致胃窦部炎症，使胃窦部胃泌素释放增加，生长抑素分泌下降而致胃酸分泌增加。

（5）十二指肠的胃上皮化生：幽门螺杆菌引起十二指肠胃黏膜化生，使十二指肠碳酸氢盐分泌降低，胃酸分泌增加。

另有人认为，幽门螺杆菌产生的细胞空泡毒素在胃液中释放与激活，通过幽门到达十二指肠，活化的空泡毒素在未被肠内一些蛋白酶消化前，即引起十二指肠上皮细胞空泡形成，于是在十二指肠缺乏幽门螺杆菌存在的条件下导致十二指肠溃疡。

5.药物因素

引起消化性溃疡的药物中较重要的有 3 类：①阿司匹林；②非甾体抗炎药，如吲哚美辛及保泰松；③糖皮质激素。阿司匹林及大多数非甾体抗炎药与消化性溃疡的相互作用表现在几个方面：小剂量时可致血小板功能障碍；稍大剂量可引起急性浅表性胃黏膜糜烂、出血，约 2/3 长期使用非甾体抗炎药的患者存在胃十二指肠黏膜病变，其中大多数为浅表损害，约 1/4 长期应用此药物的患者患有消化性溃疡。但非甾体抗炎药导致胃溃疡的机制尚不清楚，现认为是这些药物直接损伤胃黏膜，不仅使 H^+ 逆向弥散增加，还可抑制前列腺素合成，使胃酸及胃蛋白酶分泌增加，胃黏膜血液供应障碍，胃黏膜屏障功能下降。

6.遗传因素

（1）胃溃疡和十二指肠溃疡直系亲属患病比一般人群高 1.8 倍和 2.6 倍，儿童中十二指肠溃疡患儿家族史明显。O 型血发生消化性溃疡高于其他血型 35% 左右，主要为十二指肠溃疡；且溃疡伴出血、穿孔等并发症者以 O 型血多见。调查发现，十二指肠溃疡患儿男性多于女性，48.08% 有十二指肠溃疡家族史，家族发病率一级家属＞二级家属＞三级家属，一级家属的发病率高于普通人群 11 倍，O 型血多见，占患儿的 44.23%，且症状严重。

（2）人类白细胞抗原（human leucocyte antigen，HLA）是一种复杂的遗传多态性系统，基因位点在第 6 对染色体的短臂上，至今发现多种疾病与某些 HLA 抗原有相关性。HLA 血清分型发现 HLA-B5、HLA-B12、HLA-BW35 与十二指肠溃疡有相关性。*HLA-DQA1*03* 基因与十二指肠溃疡有关。

（3）胃蛋白酶原（PG）是胃蛋白酶前体，分泌 PGⅠ及 PGⅡ，家族调查发现十二指肠溃疡患者一半血清中 PGⅠ含量增高，其 50% 的后代也显示高 PGⅠ，表明高 PGⅠ血症患者为单染色体显性遗传,支持十二指肠溃疡遗传基因存在。

7.精神因素

对胃造瘘患者观察发现,人胃黏膜随人的情绪变化而出现不同的反应,兴奋时,胃黏膜充血,胃液分泌增多,胃运动加强;而抑郁和绝望时,胃黏膜苍白,胃运动减慢。近年研究发现,当机体处于精神紧张或应激状态时,可产生一系列的生理、神经内分泌及神经生化改变。胃肠道的功能,包括胃液分泌及胃肠运动都会在情绪、睡眠和生物反馈抑制的影响下发生变化。

应激时,胃酸分泌增加,胰腺分泌下降,胃的排空率明显下降,溃疡患者在应激时产生的恐惧程度高于健康人群。

有学者分析发现:溃疡患者多疑、固执,有较强的依赖感,处理事物能力差,不成熟,易冲动,易感到孤独,自我控制能力差,易处于受压和焦虑的状态。对生活事件往往做出消极的反应。学龄期儿童消化性溃疡的发病率增加与学习负担过重、精神压力和心理因素逐渐复杂有关。

8.食物因素

中国南方食米区的消化性溃疡发病率比食面食为主的北方地区高。常喝冷饮、嗜好辛辣食品、暴饮暴食、早餐不吃、晚上贪吃、进食过多油炸食物及饮过多含汽饮料等不良习惯都会对胃黏膜造成直接损伤。

(二)消化性溃疡的防御因素

1.胃黏膜屏障作用

胃黏膜屏障由黏膜表层上皮细胞的细胞膜及细胞间隙的紧密连接所组成,黏膜抵抗 H^+ 反渗的作用过程有 3 个部分:①维持胃液中 H^+ 浓度与胃壁组织液中 H^+ 浓度的梯度差;②抵挡 H^+ 逆向弥散及其他有害物质如胆汁、药物及胃蛋白酶对黏膜的损害;③上皮和黏膜/黏膜下血液循环营养黏膜,并促进溃疡愈合。

2.黏液屏障作用

胃黏膜表面覆盖着一层黏液,由黏膜上皮细胞及胃隐窝处颈黏膜细胞分泌,内含大分子物质,如糖蛋白、黏多糖、蛋白质及磷脂等。其厚度为上皮细胞的 10～20 倍,使其下面的黏膜与胃腔内容物隔离,阻挡 H^+ 及胃蛋白酶的损害。

3.碳酸氢盐分泌

胃和十二指肠黏膜近端还能分泌少量碳酸氢盐进入黏膜层,中和黏膜层表面的酸,使上皮细胞表面能经常维持 pH 在 6～8,且可抵挡 H^+ 的逆向弥散。

4.胃黏膜血液供应与上皮细胞再生能力

胃十二指肠黏膜层有丰富的血液供应,向黏膜细胞输送足够的营养物质及不断清除代谢产物,使上皮细胞及时更新。动物实验证实黏膜损伤后能在30分钟内迅速修复。因此,脱落与更新之间维持在平衡状态,从而保持了黏膜的完整性。当胃黏膜供血不足,黏膜缺血坏死,细胞再生、更新延缓时,则有可能形成溃疡。

5.前列腺素作用

胃黏膜上皮细胞有不断合成及释放内源性前列腺素(prostaglandin,PG)的作用,主要是PGE_2。PGE_2具有防止各种有害物质对消化道上皮细胞损伤和酸坏死的作用,这种作用称为细胞保护。

具体表现:①保护胃黏膜免受有毒物质的损害;②减少非甾体抗炎药所致的消化道出血。凡在酸性 pH 下不解离并溶于脂肪的物质,在胃内很容易进入黏膜细胞,一旦进入细胞后,由于 pH 的改变而发生解离,黏膜细胞通透性降低,潴留在黏膜细胞内的物质会起毒性作用,如非甾体抗炎药。

PG 细胞保护作用的机制:①促使胃黏膜上皮细胞分泌黏液及 HCO_3^-;②抑制基础胃酸及进餐后胃酸分泌;③加强黏膜的血液循环和蛋白质合成;④促进表面活性磷脂的释放,从而加强了胃黏膜表面的流动性;⑤清除氧自由基。非甾体抗炎药抑制前列腺素合成,故可诱发溃疡。除前列腺素外,一些脑肠肽(如生长抑素、胰多肽及脑啡肽等)也有细胞保护作用。

6.表皮生长因子

表皮生长因子是从唾液腺、十二指肠腺及胰腺等组织分泌的多肽。已有大量报道,表皮生长因子在胃肠道内与胃黏膜的特异受体结合而发挥细胞保护作用。如给予外源性的表皮生长因子后,能明显减轻酒精及阿司匹林等有害物质对胃黏膜的损伤。初步的临床观察,给消化性溃疡患者口服表皮生长因子后,可促进溃疡愈合。

表皮生长因子保护胃黏膜、促进溃疡愈合的作用,可能与表皮生长因子参与胃黏膜上皮细胞再生的调节、刺激消化道黏膜 DNA 合成和促进上皮再生与痊愈有关,也有报道表皮生长因子可使胃黏膜血流量增多。

二、临床表现

(一)症状与体征

小儿消化性溃疡的临床表现多种多样,不同的年龄症状差异较大。

1.新生儿期

新生儿期患儿以突发性上消化道出血或穿孔为主要特征,常急性起病,以呕血、便血、腹胀及腹膜炎表现为主,易被误诊。此期多为急性应激性溃疡,病死率较高。

2.婴幼儿期

此期患儿以急性起病多见,突然呕血、黑便,前期可能有食欲减退、呕吐、腹痛和生长发育迟缓等。

3.学龄前期

原发性溃疡逐渐增多,此期腹痛症状明显,多位于脐周,呈间歇性发作,与饮食关系不明确,恶心、呕吐与上消化道出血也较常见。

4.学龄期

学龄期患儿以十二指肠溃疡多见,随着年龄递增,临床表现与成人接近,症状以上腹痛和脐周腹痛为主,有时有夜间痛,或反酸、嗳气,或慢性贫血。少数人表现为无痛性黑便、昏厥,甚至休克。

(二)并发症

1.出血

出血的并发症有时可以是溃疡的首发症状,而无任何前驱表现。呕血一般见于胃溃疡,吐出物呈咖啡样,而黑便较多见于十二指肠溃疡。当出血量较多时,任何一种溃疡可同时表现呕血与黑便。小儿胃内引流物呈血性多提示胃出血;但引流物未呈血性,不能排除十二指肠溃疡合并出血的可能(因为血液可不经幽门反流入胃)。

2.穿孔

穿孔较出血少见,溃疡穿孔常突然发生,可无任何先兆症状。少数儿童可无溃疡病史,以穿孔并发症为首发症状。经手术证实为十二指肠溃疡伴穿孔。在新生儿早期也可见应激性胃溃疡穿孔,表现为腹痛、腹胀。

三、诊断

因小儿消化性溃疡症状不典型,所以,对临床凡有原因不明的反复发作性腹痛,长期呕吐、黑便、呕血、慢性贫血或在严重的全身性疾病基础上出现胃肠道症状时,都应考虑有消化性溃疡的可能,须做进一步检查。

(一)分类

小儿消化性溃疡主要分为原发性与继发性溃疡两大类(表5-2)。

表 5-2 小儿消化性溃疡分类

项目	原发性(特发性)	继发性(应激性)
年龄	学龄期儿童,青少年	新生儿及婴幼儿
起病	慢性	急性
部位	十二指肠	胃
全身疾病	无	有(全身疾病在胃肠道的表现)
家族史	有	无
复发倾向	有	无

(二)辅助检查

1.内镜检查

内镜检查是诊断消化性溃疡最重要的手段,溃疡在内镜下所见为圆形或椭圆形病灶,少数为线形,边界清楚,中央有灰白色苔状物,周边黏膜轻微隆起或在同一平面。根据病程的不同,溃疡分为 3 个周期:活动期、愈合期及瘢痕期。

2.X 线钡餐检查

消化性溃疡的 X 线钡餐检查征象可分为直接和间接 2 种。钡剂充盈于溃疡的凹陷处形成龛影,为诊断消化性溃疡的直接征象,也为确诊依据。溃疡周边被炎症和水肿组织包绕,龛影周边可出现透光圈。由于纤维组织增生,黏膜皱襞呈放射状向龛影集中,瘢痕形成和肌肉痉挛可使胃和十二指肠腔局部变形,出现的局部压痛、胃大弯侧痉挛性切迹、十二指肠球部激惹、充盈不佳及畸形等均为间接征象,只能提示但不能确诊为溃疡。气钡双重造影可使黏膜显示清晰,但小儿常不能配合完成。在儿童急性溃疡时病灶浅表,愈合较快,X 线钡餐检查常易漏诊或误诊。

3.幽门螺杆菌感染检测

幽门螺杆菌感染检测主要分为 2 个方面。①侵入性方法:通过胃镜取胃黏膜活体组织做幽门螺杆菌培养,快速尿素酶测定,细菌染色检查。②非侵入性方法:测定血清中幽门螺杆菌 IgG,以其作为幽门螺杆菌的筛查指标,以及 ^{13}C 呼气试验,呼气试验阳性提示有活动性幽门螺杆菌感染。但 ^{13}C 呼气试验需一定设备,价格昂贵,临床应用受到限制,而 ^{14}C 呼气试验,费用较低,但因是放射性核素,故不宜在儿童中使用。

四、治疗

消化性溃疡的治疗目前已取得很大进展,过去常选用中和胃酸或抑制胃酸分泌的药物,仅可有效控制症状和使溃疡暂时愈合。新的观点认为,消化性溃疡是一种由环境因素所致的疾病,如果明确并去除潜在的致病因素,即可得到永久性的治愈,然而在实践中却难以做到。幽门螺杆菌感染与非甾体抗炎药诱发的胃炎是消化性溃疡的两大潜在因素,所以对幽门螺杆菌阳性的溃疡患者亦给予幽门螺杆菌根除疗法;如果可能,停用非甾体抗炎药。

(一)饮食疗法

过去主张少食多餐,近年发现所有食物,包括牛奶,进食后均可刺激胃酸分泌。多次进食,有时反而有害。主张一般饮食,症状发作严重时,白天可每 2 小时进食 1 次,症状减轻改为一日三餐,限制咖啡、浓茶和汽水等饮料的摄入,忌用阿司匹林一类药物。

(二)幽门螺杆菌阴性消化性溃疡的传统治疗

在下述药物中,以 H_2 受体拮抗剂应用最多,其机制为抑制组胺对壁细胞的泌酸作用。

1.抗酸治疗

抗酸治疗即中和胃酸,降低胃及十二指肠内的酸度,减轻胃酸对胃肠黏膜的损伤。目前使用的较多的是镁、铝或钙盐合剂,效果:水剂>粉剂>片剂。片剂应咬碎后服用,餐后 1.0～1.5 小时及睡前服用,如铝碳酸镁、碳酸氢钠、氢氧化铝、氢氧化镁。

2.胃蛋白酶抑制剂

(1)抗酸药或抑酸药:胃蛋白酶在碱性环境失活。

(2)硫酸支链淀粉:250 mg,3～4 次/天,硫酸化多糖与胃蛋白酶结合,使之失活。

3.抗胆碱能药

其能阻断壁细胞的乙酰胆碱受体,乙酰胆碱对 G 细胞的作用,使胃酸及胃泌素分泌减少。此外,还有解痉止痛作用。

(1)非特异性胆碱受体阻滞剂:如阿托品、山莨菪碱及地泊溴铵等。阻断 M_1 受体及 M_2 受体,抑酸效果差,解痉镇痛效果好,限用于十二指肠溃疡及少数有痉挛疼痛的胃溃疡患者,消化性溃疡有胃排空不良者禁用。

(2)特异性胆碱受体阻滞剂:哌仑西平 50～100 mg,2 次/天,治疗 4～6 周,消化性溃疡愈合率为 70%～94%(成人)。与 H_2 受体拮抗剂有协同作用,用于治疗顽固消化性溃疡。阻断 M_1 受体,抑酸显著,对心及瞳孔等无不良反应。

4.组胺 H_2 受体拮抗剂

此类药物可阻断组胺与壁细胞膜 H_2 受体结合,抑制胃酸分泌,是相当安全的药物。

(1)西咪替丁:儿童使用剂量为 20～40 mg/(kg·d),3～4 次/天,亦有主张 2 次/天。

注意:①不良反应可有头昏、疲乏、口干、轻度腹泻、潮红及肌痛,偶有肝损害,可引起急性间质性肾炎及肾衰竭,可出现可逆性精神紊乱,偶见骨髓抑制、血小板计数减少。②幼儿慎用,肾功能差者禁用。③本药为肝微粒体酶抑制剂,与细胞色素 P450 结合,可降低药物代谢酶活性,因此不宜和氨茶碱、地西泮、地高辛、奎尼丁、咖啡因、酮康唑、氢氧化铝、氧化酶及甲氧氯普胺合用。④本药和硫糖铝合用会降低后者的疗效;和维拉帕米合用可提高后者的生物利用度,使其不良反应增加;和阿司匹林合用可使后者作用增强。⑤本药有与氨基糖苷类药物相似的神经阻断作用,且不被新斯的明拮抗,只能被氯化钙拮抗,如与氨基糖苷类药物合用可能导致呼吸抑制或停止。

(2)雷尼替丁:儿童使用剂量为 4～5 mg/(kg·d),2 次/天,疗程为 6 周。

注意:①婴儿及<8 岁儿童慎用;②不良反应轻微,可有皮疹、便秘、腹泻、头痛、出汗及焦虑等;③偶有可逆性的血小板计数减少,转氨酶升高;④可降低维生素 B_{12} 的吸收;⑤可减少肝血流量,因而与普萘洛尔及利多卡因合用时可延缓此药的作用;⑥本药与普鲁卡因合用,可使普鲁卡因清除率降低。

(3)法莫替丁:儿童使用剂量为 0.8～1.0 mg/(kg·d),2 次/天。

注意:①肝、肾功能不全者慎用;②应在排除肿瘤后再给药;③不良反应常见有头痛、便秘及腹泻等;偶见皮疹、荨麻疹,白细胞计数减少,氨基转移酶升高;罕见腹部胀满感、食欲缺乏、心率增加、血压升高及颜面潮红等。

(4)其他:尼扎替丁、罗沙替丁。

5.质子泵抑制剂

奥美拉唑特异地作用于壁细胞,选择性抑制壁细胞的 H^+-K^+-ATP 酶,作用于胃酸分泌的最后 1 个环节,对组胺、五肽胃泌素及乙酰胆碱引起的胃酸分泌均有抑制持续时间长、对壁细胞无毒性的作用,目前未发现明显不良反应。儿童使用剂量为 0.8～1.0 mg/(kg·d),1 次/天,每天清晨顿服。

注意:①不良反应与雷尼替丁相似。②有酶抑制作用,可延长地西泮及苯妥英钠等药的半衰期。同用后患者可出现共济失调、步态不稳及行走困难,但茶碱和普萘洛尔的代谢不受本品影响。③用药后,患者偶见恶心、呕吐、便秘、胀气、头痛、皮疹、一过性转氨酶及胆红素升高。

6.胃黏膜保护剂

(1)甘珀酸:使胃黏膜上皮生命延长,胃黏液分泌增加。成人使用剂量为50～100 mg,3 次/天,用 4～6 周,消化性溃疡愈合率为 36%～70%。不良反应有醛固酮效应,水、钠潴留,低钾血症,高血压等。

(2)硫糖铝:是硫酸化二糖和氢氧化铝的复合物,不被胃肠道吸收,黏附于溃疡基底,形成保护层,防止 H^+ 逆向弥散。儿童使用剂量为每次 20 mg/kg,3 次/天,餐前 2 小时服用。

注意:①治疗有效后,应继续服用数月。②主要不良反应为便秘,偶有口干、恶心及胃痛等,可适当合用抗胆碱能药。③本药和多酶片合用,两者有拮抗作用,使疗效均降低。④本药和西咪替丁合用,使本药疗效降低。⑤本药与四环素、西咪替丁、苯妥英钠及地高辛合用时,可干扰和影响这些药物的吸收,故应间隔2小时后再服用上述药物。⑥肾功能不全者长期服用可能会引起铝中毒。

(3)胶体铋剂:为溃疡隔离剂,保护黏膜,促进前列腺素合成,与表皮生长因子形成复合物,聚集于溃疡部位,促进上皮的再生和溃疡愈合,此外,还有杀灭幽门螺杆菌及抑制胃蛋白酶活性的作用。儿童使用剂量为 6～9 mg/(kg·d),每天 2～3 次。

注意:①幼儿一般不宜服用此药,肾功能不全者应慎用;②铋剂可使大便和舌苔、牙齿染黑,以及导致恶心、呕吐,停药后消失;③本药不宜与牛奶、茶、咖啡及含酒精的饮料同服;④长期大量应用,可发生不可逆性脑病、精神紊乱及运动失调,有条件者应做血铋检测。

(4)前列腺素 E:人工合成的类似物有米索前列醇。其作用为保护细胞、增强胃肠黏膜防御能力和抑制胃酸及胃蛋白酶原的分泌。成人使用剂量为 200 μg,4 次/天,或 400 μg,2 次/天,4～8 周为 1 个疗程,治愈率为 60%～80%。不良反应有腹泻及子宫收缩,孕妇忌用。

前列腺素衍生物有恩前列素,成人使用剂量为 35 μg,2 次/天,疗效与西咪替丁相似。儿童使用剂量为每次 0.5～0.7 μg/kg,2 次/天,早饭前和睡前服,4～8 周为 1 个疗程。此药是目前预防和治疗非甾体抗炎药引起的胃和十二指肠黏膜损伤最有效的药物。

7.其他

谷氨酰胺呱仑酸钠颗粒(抗溃疡、促进组织修复),蒙脱石散等可通过增加黏膜厚度及加强黏膜屏障功能,促进溃疡愈合。

(三)幽门螺杆菌阳性消化性溃疡的治疗

目前幽门螺杆菌阳性合并有活动期溃疡的患者除给予传统抗溃疡药物治疗,如 H_2 受体拮抗剂、质子泵抑制剂或硫糖铝促进溃疡愈合外,常同时给予抗生素根除幽门螺杆菌。虽然理论上抗菌治疗后根除幽门螺杆菌的同时亦可使溃疡愈合,但仍缺乏足够数量的单独应用抗菌药物治疗的病例研究。大多数医师仍采用抗菌治疗与传统治疗两者联合应用的方法。

抗菌治疗目前在儿科应用最广泛。被证实确实有效的抗幽门螺杆菌的三联方案:阿莫西林、甲硝唑和铋剂联用。对于应用甲硝唑出现明显不良反应或既往曾用过甲硝唑(幽门螺杆菌易对其产生耐药性)的患者,可用克拉霉素取代,即应用奥美拉唑、阿莫西林与克拉霉素的三联疗法。

(四)消化性溃疡外科治疗

消化性溃疡的外科治疗主要适用于溃疡伴有出血、穿孔、梗阻等并发症或经内科治疗经久不愈的患者。

第四节 急性阑尾炎

小儿急性阑尾炎发病率虽较成人低,但仍是小儿外科急腹症中最常见的疾病。新生儿罕见,5 岁以后高发。小儿急性阑尾炎病情发展快,症状不典型,容易误诊和发生穿孔,因而早期诊断和治疗极为重要。

一、病因

(一)解剖因素

小儿阑尾的生长比系膜快,容易扭曲,呈盲管状,容易因引流不畅而发生炎症。当肠内容物、异物、小的肠石等进入阑尾腔后易发生梗阻。阑尾动脉是终末血管,腔内压力高,血运易受阻碍,因此坏死穿孔率较高。小儿大网膜发育差,穿孔后不易包裹局限,易形成弥漫性腹膜炎。

(二)细菌侵袭

阑尾黏膜损伤、破溃时,肠道细菌可直接侵犯而产生炎症;也可因上呼吸道感染等其他部位的血流进入阑尾,阑尾黏膜下淋巴组织丰富,血液中的细菌未被滤过而停留在阑尾壁内淋巴组织导致炎症。儿童的急性阑尾炎多由金黄色葡萄球菌、大肠埃希菌以及链球菌感染引起。近年来晚期穿孔者病例报告感染较多,最常见的是脆弱杆菌。

(三)免疫因素

临床发现化脓性阑尾炎发作前有病毒感染的病史,有人认为这是由于病毒感染抑制机体免疫功能,内细菌过度繁殖而发生炎症。

(四)神经反射

因精神紧张、生活环境的改变等因素,使受神经支配的阑尾肌肉和血管发生反射性痉挛,导致血液循环障碍并加重阑尾腔梗阻,引起阑尾急性炎症。

二、病理

根据阑尾炎症病理发展过程,可分为 4 种类型。

(一)卡他性阑尾炎

病变主要在黏膜。阑尾表面充血、水肿,可有少量纤维素渗出物。黏膜充血、水肿,黏膜下层有多核细胞及嗜酸性粒细胞浸润,且有淋巴滤泡增生。

(二)化脓性阑尾炎

病变累及浆肌层,阑尾红肿明显。黏膜及浆肌层均有炎性浸润、破坏,黏膜面溃疡明显,阑尾腔内可积液或积脓,张力增高后可并发穿孔。婴幼儿的阑尾化脓性病变不重,而阑尾周围可出现较多脓性分泌物。

(三)坏疽性阑尾炎

阑尾壁全层广泛坏死呈暗紫或黑色。阑尾硬肿,浸润广泛。由于炎性渗出及脓性物刺激,阑尾粘连。阑尾系膜明显水肿,可有血管栓塞,常可穿孔而导致腹膜炎。

(四)梗阻性阑尾炎

阑尾仅有轻度充血,但腔内有蛔虫、蛲虫、肠石、异物而形成梗阻。组织切片仅见嗜酸性粒细浸润及淋巴滤泡增生。小儿阑尾炎的浆膜外反应较成人早,渗出液较多。年龄越小,反应越早。因而,婴幼儿阑尾炎虽未穿孔,腹腔内也可见有一定量的渗出液。

三、临床表现

(一)全身反应

1.精神异常

病变初期多表现为烦躁和哭闹,继而由于炎症和疼痛的刺激引起大脑皮质的抑制可出现精神不振、无力、活动减少、嗜睡等表现。

2.发热

婴幼儿一般均有发热,体温可高达 40 ℃,少数营养差并发阑尾穿孔腹膜炎的患儿可能出现体温下降,提示病情危重。

(二)腹部及消化道症状

1.腹痛

较大儿童的典型病例,可与成人一样诉说有转移性右下腹痛的病史。初期上腹部有轻度疼痛,逐渐阵发性加重,数小时后炎症累及阑尾壁浆膜时,疼痛由上腹、脐周、转入右下腹阑尾部位。年龄越小,症状越不典型。婴幼儿仅表现为阵发性哭闹、呻吟、拒食或静卧不动,触摸腹部时哭闹明显,易被误诊。

2.恶心、呕吐

早期呕吐多是胃肠反射性反应,呕吐物多为食物。较晚期患儿出现呕吐为腹膜炎所致,呕吐物可含胆汁、胃肠液,呕吐量多。婴幼儿发生阑尾炎时,呕吐往往出现于腹痛前。

3.腹泻、便秘

小儿阑尾炎常发生稀便或腹泻,这可能与盆腔阑尾炎或盆腔内积脓刺激肠道及直肠,或合并肠炎等因素有关。个别患儿可因发热、呕吐及体液丢失而出现便秘。

(三)体征

1.固定的体位

由于盲肠转动或下垂可加剧疼痛,因此患儿常选择某一疼痛最轻的体位很少改变,如侧屈髋位。

2.腹部体征

(1)腹部压痛:小儿由于盲肠移动性较大,阑尾位置不固定,有时压痛可在右中腹、脐部附近、下腹中部,穿孔腹膜炎时全腹压痛。

(2)反跳痛:炎症刺激腹膜后可出现反跳痛。

(3)腹肌紧张:阑尾炎症弥漫形成周围炎及腹膜炎时,腹肌反射性收缩引起肌紧张。婴幼儿腹肌发育不完善,肌紧张不如年长儿明显。阑尾穿孔腹膜炎可出现全腹性肌紧张。小儿不合作、哭闹可干扰腹肌紧张的检查,因此需分散小儿注意力,反复检查,必要时可使用适量镇静剂,待小儿安静后进行检查,以确定腹肌紧张程度。

(4)皮肤过敏:有些阑尾炎早期患儿合并阑尾腔梗阻,右下腹皮肤可出现感觉过敏,蛲虫性阑尾炎患儿更明显,这是内脏、躯干神经相互反射的表现。

(5)多数患儿可有腹胀,听诊肠鸣音减弱,年龄越小越明显。

(6)阑尾周围出现脓肿时右下腹可扪及包块,较大包块可触及波动感。

3.其他体征

(1)直肠指诊:可有右前方触痛,甚至可触及肿胀的条索状阑尾。

(2)腰大肌试验:患儿左侧卧位,右髋过伸,腰大肌受到刺激疼痛,盲肠后位阑尾更明显。

(3)闭孔肌试验:患儿仰卧,屈血并内旋右髋关节后出现右下腹疼痛,是由于较长阑尾尖端刺激闭孔内肌所引起的疼痛。

(4)Rovsing 征:对诊断帮助不大。

(四)实验室及其他检查

1.血常规

白细胞数往往大于 $10\times10^9/L$,中性粒细胞比例可高达 80% 以上。

2.尿常规

一般无特殊,但有时阑尾炎刺激输尿管或膀胱后尿常规可见少量红细胞和白细胞。

3.X 线检查

X 线检查有利于排除肠穿孔、肠梗阻。

4.B 超检查

B 超可发现肿大变形的阑尾及阑尾脓肿。

5.血清 C 反应蛋白(CRP)

CRP 有助于坏疽及穿孔性阑尾炎的诊断。

四、诊断

根据典型的转移性右下腹痛史及压痛、反跳痛、腹肌紧张体征,结合实验室检查白细胞计数升高等情况,一般可以作出诊断。婴幼儿或临床表现体征不典型者需反复、耐心、多次检查,有时需根据动态观察结果才能诊断。

在检查时需注意以下方面:能说话的患儿要在家属的配合下尽量争取合作,正面回答医师的询问,了解发病的时间、疼痛的性质。检查时注意手和听诊器都不要太凉。观察患儿的精神状态,如精神愉快、嬉笑自然、活动多而灵巧,触诊腹部时压痛位置不固定或不能肯定有肌紧张时不急于手术。

采用对比检查腹部方法:检查者两手分别按压左、右下腹,并交替加重用力,观察患儿哭闹反应,如下重压哭闹明显加剧,则以同样方法按压右上或右下腹进行对比;患儿母亲握住患儿一手(一般握右手),允许另一手自由活动,同上述方法交替按左、右下腹,如患儿用自由手抵抗检查右侧按压说明右侧有压痛;检查者一手重压右下腹痛点,患儿全力抵抗右侧按压之手,检查者另一手乘机按压全腹其他各处,如患儿均置之不理,则可知除右下腹外它处无压痛。为了明确压痛紧张的固定性,检查至少反复三次,第一次常选择在就诊时,第二次在血常规检查后,第三次在初步处理后。三次检查中最好有一次检查是在安静或安睡时,必要时可在使用镇静剂使患儿平静后进行检查。睡眠后皮肤痛觉过敏消失,对深压痛与肿块检查较重要。小儿骨盆小,直肠触诊与检查下腹比成人简便,可了解阑尾肿胀浸润的程度与范围。

诊断仍困难时,可考虑腹腔穿刺检查、X线检查。右下腹抽出液为血性、臭脓性或涂片有大量细菌者为坏疽性阑尾炎。脓稀无臭,有脓球而无细菌者无须急诊手术。穿刺未得渗液时,可注入50 mL生理盐水再吸出检查。X线检查对鉴别诊断肠梗阻、坏死性肠炎、胃肠穿孔有帮助。

五、鉴别诊断

(一)肠痉挛症性腹痛

病因不明,好发于学龄期儿童,常突然发生腹痛,呈剧烈绞痛,持续时间不长,多为10~20分钟,很少超过2小时。体检腹软,偶有压痛但不固定,也无发热或白细胞计数升高。此症发生率比阑尾炎高,不需手术,无需特殊治疗,一般均可自愈,但可反复发作。

(二)肠系膜淋巴结炎

肠系膜淋巴结炎多与上呼吸道感染同时存在,腹痛较阑尾炎轻,多无阵发性加重,病程发展较慢,压痛不固定,主要在脐周,无明显腹肌紧张,反复腹部检查可确诊。本症不需手术,因此对鉴别困难体征较轻的患者,可暂用抗生素观察治疗数小时。

(三)急性胃肠炎

患儿常有不洁生凉饮食史,腹痛呈阵发性、痉挛性,多位于脐周、上腹或下腹,无固定压痛点及腹肌紧张,有腹泻。

(四)美克耳憩室炎

症状体征与阑尾炎相似,如病情允许,可做放射性核素扫描,如显示有异位黏膜的梅克尔憩室影可确诊。鉴别确有困难需手术时应做探查切口,术中如发现阑尾正常,应常规探查末端回肠100 cm范围,找到憩室后予以切除。

六、治疗

(一)治疗原则

(1)阑尾炎诊断明确,尽可能早期手术。但就诊3天以上症状无恶化,以及家属拒绝手术或有其他特殊原因时,可用药物治疗。

(2)阑尾脓肿以药物治疗为主。在药物治疗中需密切观察发热、疼痛、压痛范围等是否趋向好转。病情加重时应手术引流,并发肠梗阻者引流脓肿后可得到缓解。

(3)患儿观察3天以上症状稳定好转,显示腹膜炎已局限,双合诊又能摸到浸润块,应避免手术,以免感染扩散。待自然吸收或脓肿形成后再酌情引流或延期进行阑尾切除术。

(二)抗生素治疗

常选针对球菌和革兰阳性杆菌及厌氧菌的药物。临床上目前小儿多用青霉素及氨苄西林、头孢菌素和甲硝唑静脉注射。如有药敏试验结果则根据药敏试验结果选用抗生素。

(三)手术方法

1.尽量选麦氏切口

切除阑尾后应清除腹腔脓液,阑尾病变不明显者需探查回肠末端100 cm(防止梅克尔憩室炎被遗漏)及盆腔器官。

2.放置腹腔引流

适应证:①阑尾穿孔,腹腔积脓、坏疽性阑尾炎;②阑尾残端处理不满意而影响愈合者;③切除阑尾或分离阑尾粘连后渗血不止,可使用纱布填压引流;④已局限的阑尾脓肿。

(四)腹腔镜阑尾切除

小儿腹腔镜阑尾切除术在国内、国外均有大宗病例报告,目前大多医院腹腔镜阑尾已成常规手术。腹腔镜阑尾切除具有创伤小、患儿痛苦少、术后肠功能恢复快、住院时间短、腹部创口瘢痕小等优点。小儿腹腔镜多选用穿刺 Trocar,直径 5～10 mm,手术操作时气腹内压保持在 1.1～1.3 kPa(8～10 mmHg),手术时间在 30 分钟左右。

第五节　重症急性胰腺炎

重症急性胰腺炎是急性胰腺炎伴有脏器功能障碍,或出现坏死(占胰腺的30%以上)、脓肿或假性囊肿等局部并发症,或两者兼有。在儿童并不常见,大部分预后良好。重症急性胰腺炎(server acute pancreatitis,SAP)占急性胰腺炎的1%～5%,其病死率可高达 50%,小儿 SAP 极为少见,但病情危重。

一、病因与发病机制

(一)急性胰腺炎

儿童急性胰腺炎的致病因素与成人不同,主要包括以下几种。

1.特发性

特发性指原因不明的急性胰腺炎,占 30%左右。

2.腹部外伤

如车祸、虐待等,在美国,腹部外伤占 17%～34%。

3.胰胆管系统畸形

如先天性胰胆管发育异常、先天性 Oddi 括约肌发育异常、胰腺分裂、胆总管囊肿、胆总管结石病等。

4.并发于多系统疾病

如系统性红斑狼疮、克罗恩病等。

5.药物和中毒

如硫唑嘌呤、四环素、左旋门冬酰胺、丙戊酸钠、激素和免疫抑制剂等。

6.病毒感染

如腮腺炎病毒、风疹病毒、柯萨奇 B 病毒和人类免疫缺陷病毒等。

7.遗传因素和代谢异常

高钙血症、高脂血症等。感染引起的胰腺炎一般为轻型急性胰腺炎。

(二)重症急性胰腺炎

重症急性胰腺炎的发病机制并未完全阐明,目前的共识是胰酶消化自身胰腺和消化周围组织所引起的化学性炎症反应而引发胰腺炎。胰蛋白酶和抗胰蛋白酶系统、磷脂酶 A_2 和血栓素 A_2、胰腺血液循环障碍、氧自由基、细胞膜的稳定性以及内毒素等,在急性胰腺炎的发病机制中起了重要作用。近年来认为炎症介质、肠道屏障的破坏和微循环障碍在 SAP 的进程中起着很重要的作用。

1.炎症介质

SAP 时机体产生大量炎性细胞因子,同时对其失去正常控制,从而形成自身放大的连锁反应,产生更多的内源性有害物质,组织细胞功能广泛破坏,引起全身反应综合征(SIRS),并最终导致多器官功能障碍综合征(MODS)。参与全身炎症反应的炎症介质主要有细胞因子、血小板活化因子(PAF)、磷脂酶 A_2、花生四烯酸代谢产物等。

2.肠道屏障的破坏

SAP 时,细胞因子和炎症介质使肠道黏膜通透性升高,肠道黏膜屏障破坏引起细菌移位。此外 SAP 时,广谱抗生素的使用破坏肠道菌群平衡,引起致病菌的生长,长期禁食和全胃肠外营养使肠道黏膜萎缩,细菌生长、移位。

3.微循环障碍

SAP 时,应激反应、血流动力学改变和炎症介质的作用使胰腺的血流灌注减少,引起微循环障碍,而微循环障碍导致的缺血缺氧和缺血再灌注损伤在 SAP 及胰外器官损伤中起重要作用。

二、病理及分型

急性胰腺炎可以分为轻型急性胰腺炎(即传统的急性水肿型胰腺炎,占绝大部分)和重症急性胰腺炎(即传统的急性出血坏死型胰腺炎)两种,重症急性胰腺炎多累及心血管、呼吸、肾脏等系统。轻型急性胰腺炎胰腺局限或弥漫性水肿、充血肿大、炎性细胞浸润、包膜紧张。重症急性胰腺炎组织结构破坏显著,呈现高度充血、水肿,大片出血坏死,炎性细胞大量浸润,胰周脂肪组织坏死而形成皂化斑,腹腔内渗出可有混浊恶臭液体,后期可继发感染、胰腺脓肿。

三、临床表现

儿童急性胰腺炎的症状和体征多种多样,大部分多表现为腹痛伴有呕吐,腹部压痛和腹胀,腹痛可在 24~48 小时内急剧加重。部分患儿可出现发热、心率加快、黄疸、低血压、腹肌紧张、反跳痛和肠鸣音减弱。在重症急性胰腺炎患儿有时可看到脐部或腰部皮肤出现青紫块,前者称为 Cullen 征,后者称为 Grey-Turner 征,为外溢的胰液穿透腹部、腰部肌肉,分解皮下脂肪,引起毛细血管出血所致。轻型急性胰腺炎临床过程平稳、死亡率低;重症者病情凶险、死亡率高,由于易并发全身炎症反应综合征、急性呼吸窘迫综合征、弥散性血管内凝血、消化道大量出血、全身或腹腔感染和多脏器功能障碍,因此病死率很高。

四、实验室及特殊检查

(一)淀粉酶检查

血清淀粉酶的测定对诊断急性胰腺炎有临床意义,但其高低与病情无明显相关性,血清淀粉酶水平较正常升高 3 倍以上就可考虑为胰腺炎。血清淀粉酶在起病 2~12 小时即升高,48 小时达到高峰,3~5 天逐渐恢复正常;尿淀粉酶在发病 12~24 小时升高,持续时间在 5 天以上。

(二)血脂肪酶检查

在发病 4~8 小时升高,24 小时到高峰,8~14 天降至正常,较淀粉酶升高的持续时间长,这对诊断有重要的临床意义,尤其对血清淀粉酶恢复正常的患儿具有较高的诊断价值。

(三)腹部 B 超检查

在发病初期 24~48 小时行 B 超检查,可以初步判断胰腺的形态学变化,同时有助于判断有无胆道疾病。但是由于受到胰腺炎时胃肠道积气的影响,有时超声检查不能对胰腺炎做出准确判断。

(四)CT 检查

CT 扫描及增强 CT 扫描是目前急性胰腺炎诊断、分期、严重度分级及并发症诊断最准确的影像学检查方法。CT 影像上胰腺炎症反应的严重程度分为 A~E 级。A 级,影像学为正常胰腺(0 分);B 级,胰腺实质改变,包括胰腺局部或弥散性增大,胰腺内小范围的积液(侧支胰管或直径<3 cm 的胰腺坏死所致);C 级,胰腺实质及周围的炎症反应改变,除 B 级所述胰腺实质的变化外,胰腺周围软组织也有炎症反应改变;D 级,胰腺外的炎症反应改变,以胰腺周围改变为突出表现而不是单纯的液体积聚;E 级,广泛的胰腺外积液或脓肿,包括胰腺内显著的积液、坏死,胰腺周围的积液和脂肪坏死,胰腺脓肿。将 CT 检查严

重程度的得分称为 CT 严重指数,其与预后密切相关。

五、并发症

(一)急性液体积聚

急性液体积聚常发生于疾病早期,为胰腺内或胰周无囊壁包裹的液体积聚,多能自行吸收,少数发展为假性囊肿或胰腺脓肿。

(二)胰腺及胰周组织坏死

该病指胰腺的局灶性或弥漫性坏死,伴胰周组织脂肪坏死。目前增强 CT 检查是判断胰腺坏死的最佳方法。

(三)胰腺假性囊肿

该病为胰腺炎后形成的,有纤维组织或肉芽囊壁包裹的液体积聚,多数可经影像学检查确定。

(四)胰腺脓肿

胰腺脓肿多数情况下由局灶性坏死液化继发感染而形成,常发生于重症急性胰腺炎的后期。有脓液存在,细菌或真菌培养阳性是区别于感染性坏死的特点。

六、诊断与鉴别诊断

诊断急性胰腺炎一般需符合以下 3 条中的 2 条:①具有急性胰腺炎特征性腹痛;②血淀粉酶和(或)脂肪酶升高至正常值上限的 3 倍以上;③具有急性胰腺炎特征性的 CT 表现。重症急性胰腺炎指胰腺炎伴有器官衰竭和(或)局部并发症,器官衰竭指休克、肺功能不全、肾衰竭或胃肠道出血。

七、治疗

目前小儿 SAP 的治疗也强调以非手术为主的综合治疗原则,主要包括支持治疗、加强监护、镇痛解痉、胰腺休息、防治感染、营养支持、中药治疗。近年来持续血液净化也被应用于重症急性胰腺炎的治疗。

(一)支持治疗

支持治疗尤其是防止低氧血症和保证充分补液,是治疗的关键。推荐于第一个 24~48 小时给予氧疗,尤其是应用麻醉剂镇痛者。低血容量可累及胰腺微循环,是重症胰腺炎发生的主要原因,且可引起肠缺血,导致肠道通透性增加,是继发胰腺感染的重要原因。有大量实验证据显示,早期的积极补液和改善氧供可提高生存率。临床上液体补充是否充分可通过监测生命体征、尿量和中心静脉压来判断，并根据血气结果，调整和补充钾、钙离子以及纠正酸碱失衡，应注意输注胶体物质和补充微量元素、维生素。同时，对急性胰腺炎患儿应加强监护，出现器官功能不全特别是持续性低氧血症、静脉输液无效的低血容量和肾功能不全者应立即转诊 ICU。在发病早期，观察的重点应放在循环系统，防止和纠正休克；同时注意监测血氧饱和度，保持呼吸道的通畅；监测肾功能，每天复查肌酐和尿素氮，观察尿量和尿比重变化；密切观察腹部体征的变化，对大量血性腹水可考虑腹腔穿刺灌洗。患儿病情稳定后，若腹部及其他体征和症状再次加重，应考虑感染的可能，复查血常规和腹部 CT 或 B 超，必要时做腹腔穿刺、抽液培养。

(二)胰腺休息

禁食、胃肠减压可缓解腹胀、呕吐，更重要的是减少胃液、胃酸对胰酶分泌的刺激，从而减少胰酶和胰液的分泌，使胰腺得到休息。此外可使用药物来抑制胰腺的分泌，常用的药物如下。

1.抗胆碱能药物

阿托品、山莨菪碱。

2.抑制胃酶药物

雷尼替丁、法莫替丁、奥美拉唑等可减低胃酸的分泌，并有抑制胰酶的作用。

3.抑制胰蛋白酶活性药物

抑肽酶、加贝酯等。近年来，生长抑素（奥曲肽、施他宁）已较广泛应用于 SAP 的治疗。乌司他丁作为一种广谱的胰酶抑制剂和膜稳定剂，也已广泛用于临床治疗该病，10 万至 20 万单位/天。

疼痛剧烈时考虑镇痛治疗，包括每 2～4 小时予哌替啶 1 mg/kg 和吗啡 0.1 mg/kg，吗啡的止痛持续时间较长。

(三)抗生素的使用

临床研究显示：40％～70％的重症急性胰腺炎有继发感染，且死亡病例中 80％与感染有关。此外，重症急性胰腺炎还可并发腹腔脓肿、呼吸道和泌尿系统感染及败血症。因此，重症急性胰腺炎患者及时、合理抗感染对改善预后极为重要。抗生素的应用应遵循：抗菌谱为革兰阴性菌和厌氧菌为主、脂溶性强、有效通过血-胰屏障等三大原则。三代头孢菌素、哌拉西林、亚胺培南、喹诺酮类抗生素(环丙沙星、氧氟沙星)对重症急性胰腺炎的抗感染均有较好疗效；碳青霉烯类抗生素在治疗重症急性胰腺炎方面优于喹诺酮类；而甲硝唑类对厌氧菌有效，且脂溶性大,可与上述两种抗生素合用,是目前公认的辅助性抗炎药。CT或B超引导下行胰腺细针抽吸做细菌培养,可为抗生素的选择提供新的依据。

(四)血液净化

血液透析/滤过治疗可直接清除血浆中的胰酶等,通过一定孔径的滤膜选择性地清除血浆中小于滤膜孔径的抗炎和致炎炎症介质和细胞因子,从而降低全身炎症反应强度和胰腺损害,使病情得到控制和好转,是目前早期清除重症急性胰腺炎患者血浆中胰酶、炎症介质和细胞因子的最有效方法。而且它能排出体内过多的水分,减轻组织间质水肿,改善组织的氧利用,清除代谢产物,纠正水、电解质、酸碱失衡,维持内环境稳定,为营养与支持创造条件,改善心、肺、肾、肝脏等器官的功能。有学者分析了自1990-2006年有关重症急性胰腺炎治疗的文献,结果显示早期血液滤过治疗重症急性胰腺炎有明显疗效,不仅降低了总体病死率,提高了总体治愈率,而且有效地缩短了患者住院时间。血液滤过能更快地改善重症急性胰腺炎发病后腹痛、腹胀的局部症状,缓解病情。此外,重症急性胰腺炎早期死亡的主要原因为并发多器官功能衰竭,而晚期死亡的主要原因为并发感染,早期血液滤过治疗明显降低了多器官功能衰竭和感染的发生率。但目前在血液净化治疗重症急性胰腺炎领域尚有不少问题有待解决,如治疗机制、治疗指征、时机和剂量的合理选择等。

(五)营养支持

急性胰腺炎患者处于高度应激状态,分解代谢亢进,多呈负氮平衡,从而对并发症的易感性增强。营养治疗的目的是要在不刺激胰腺分泌和不加剧胰腺自身消化的基础上,满足新陈代谢的需要,提高机体对多因素刺激的耐受性。对于轻、中型的急性胰腺炎,一般在病程的4天内即能进食,不需要空肠营养或静脉营养。对于重症急性胰腺炎,根据病情发展和转归,分阶段选择营养途径及方式。在疾病早期,肠外营养是重症急性胰腺炎早期较为理想的营养支持方式,目前认为,急性胰腺炎患者应用含脂肪乳剂的肠外营养是安全、有效的,但在静脉营养使用过程中需监测甘油三酯水平。长期肠外营养及禁食状态会导致肠道黏膜萎缩,肠道通透性增加,肠道细菌和内毒素移位,触发MODS的发生,并导致胰腺二次感染,甚至胰腺坏死。因此在经过动态CT扫描等检查明确胰腺坏死灶局限、炎症减轻、渗出消退、无继发感染、胃肠功能恢复、全身状况稳定的条件下应尽早开始肠内营养。肠内营养的给予有3种主要途径:①经鼻空肠置管;②经皮内镜空肠造瘘;③术中空肠造瘘。经鼻空肠置管因其无创性应用较广泛,但在年龄较小的儿童,经鼻空肠置管较困难。肠内营养的实施宜从小剂量开始,循序渐进,根据患者的代谢情况,调整肠内营养的剂量,最好应用输液泵控制连续滴注,病情稳定后可过渡到口服饮食。

(六)中药治疗

中医药可通过清洁肠道、促进肠道动力恢复、维护肠道黏膜屏障和保护胰腺、抑制胰酶活性、减少炎性细胞因子的释放、抗氧化和清除自由基及改善微循环障碍来延缓病情恶化并促进疾病的恢复。对无需胃肠减压的患者实行"禁食不禁中药"的原则外,对必须进行胃肠减压的患者,可以定时从胃管鼻饲中药,将胃肠减压与鼻饲中药结合起来。常用中成药复方清胰汤加减,酌情每天 3~6 次,注入后夹管 2 小时;单用生大黄 15 g 沸水化开、滤渣,胃管内灌注,每天 2 次;芒硝腹部外敷,每次 500 g,1 周左右更换。

(七)手术治疗

急性胰腺炎患者仅少数需要手术,要严格掌握手术的指征和时机。在疾病早期,若存在以下情况可考虑手术治疗:①有顽固性呼吸和心血管功能障碍,非手术治疗不能缓解者;②不能控制的胰腺出血;③积极非手术治疗,症状体征不缓解并加重,且 B 超或 CT 检查显示胰外浸润扩大;④合并胃肠穿孔者;⑤诊断不明,不能排除其他外科急腹症者。胆总管嵌顿结石宜在病情稳定后施行内镜逆行胰腺(导管)插管术(ERCP)切开乳头取石。在疾病后期,胰腺和胰周坏死组织感染或脓肿形成是手术治疗的绝对指征;其他,如假性囊肿巨大有压迫症状或引起消化道梗阻、进行性胀大有破裂倾向等也是手术指征。

第六节 腹 泻 病

在未明确病因前,大便性状改变与大便次数比平时增多,统称为腹泻病。腹泻病是多因素引起的一组疾病,是儿童时期发病率最高的疾病之一,是世界性公共卫生问题。全球每年至少 10 亿人次发生腹泻,根据世界卫生组织调查,每天大约 1 万人死于腹泻。在我国,腹泻病同样是儿童的常见病,据有关资料,我国 5 岁以下儿童腹泻病的年发病率为 201%,平均每年每个儿童年发病 3.5 次,其病死率为 0.51%。因此,对小儿腹泻病的防治十分重要。

一、病因

腹泻由多种病因和多种因素所致,分内在因素、感染性因素及非感染性因素3类。

(一)内在因素

1.消化系统发育不成熟

婴幼儿时期,胃酸及消化酶分泌不足,消化酶的活性较低,神经系统对胃肠道调节功能较差,不易适应食物的质和量,且婴幼儿生长发育快,营养物质的需要相对较多,胃肠道负担较大,消化功能经常处于紧张状态,易发生消化功能紊乱。

2.机体防御功能较差

婴幼儿时期免疫功能相对不够成熟,血液中的免疫球蛋白和胃肠道分泌型免疫球蛋白 A(sIgA)均较低,胃肠屏障功能较弱,胃酸分泌量少,胃肠排空较快,对感染性因素防御功能差。另外,新生儿出生后尚未建立完善的肠道正常菌群,对侵入肠道的病原微生物抵抗能力弱,人工喂养儿食物中缺乏母乳含有的大量免疫物质,且食物和食具污染机会较多,肠道感染的发生率明显高于母乳喂养儿。

3.体液分布特点

婴儿细胞间质液较多,且水代谢旺盛,肾功能调节差,易发生体液紊乱。

(二)感染性因素

1.肠道感染

感染主要由细菌、病毒、真菌和原虫引起。

(1)细菌:除法定传染病外。①大肠埃希菌:按其致病机制分类为致病性大肠埃希菌、产毒素性大肠埃希菌、侵袭性大肠埃希菌、出血性大肠埃希菌及黏附性大肠埃希菌;②空肠弯曲菌;③耶尔森菌;④其他,如鼠伤寒沙门菌、变形杆菌、铜绿假单胞菌、克雷伯菌、金黄色葡萄球菌及梭状芽孢杆菌等。

(2)病毒:①轮状病毒是引起婴幼儿腹泻的主要病原体;②诺如病毒;③肠道腺病毒;④其他,如星状病毒、杯状病毒及冠状病毒等。

(3)真菌和原虫:真菌感染主要为白色念珠菌,一些原虫的感染如蓝氏贾第鞭毛虫、隐孢子虫及阿米巴原虫等。

2.肠道外感染

小儿患上呼吸道感染、肺炎、肾盂肾炎、中耳炎、皮肤感染及其他急性感染性疾病时可伴有腹泻。这是由于发热及病原体毒素的影响,使消化功能紊乱,消化酶分泌减少,肠蠕动增加。

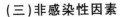

(三)非感染性因素

非感染性因素主要为饮食因素、气候因素和过敏因素。喂养不当是引起腹泻的主要原因之一。过多、过早喂哺淀粉类、脂肪类食物,突然改变食物品种和断奶等均可导致腹泻。气候的突然变化使肠蠕动增加,消化酶和胃酸分泌减少可诱发腹泻。一些吸收不良综合征,如乳糖不耐受症、糖原性腹泻、先天性氯化物性腹泻、遗传性果糖不耐受症、胰腺囊性纤维性变及原发性肠吸收不良等都可引起腹泻。

二、发病机制

不同病因引起腹泻的机制不同,可通过以下几种机制致病。

(一)非感染性因素

非感染性因素主要是饮食的量和质不恰当,使婴儿消化功能发生障碍,食物不能充分消化和吸收,积滞于肠道上部,同时酸度下降,有利于肠道下部细菌上移繁殖,导致消化功能紊乱。肠道内产生大量的乳酸、乙酸等有机酸,使肠腔渗透压增强,引起腹泻。

(二)感染性因素

病原微生物能否引起肠道感染,取决于宿主防御功能的强弱、感染病原体量的多少及微生物毒力(黏附性、产毒性和侵袭性)、细胞毒性的大小,其中微生物的黏附能力对于肠道感染至关重要。

1.细菌性肠炎

细菌产生毒素及细菌侵袭性为主要发病机制。

(1)肠毒素性肠炎:病原菌不侵入肠黏膜,不引起病理形态学上的变化,仅附着在完整的肠绒毛上,通过产生肠毒素致病。典型的细菌为产毒性大肠埃希菌和霍乱弧菌。其他细菌也可产生肠毒素,如耶尔森菌、鼠伤寒沙门菌、金黄色葡萄球菌、变形杆菌及空肠弯曲菌等。以产毒性大肠埃希菌为例,通过其菌毛黏附在小肠微绒毛上生长繁殖,产生大量肠毒素。肠毒素有两种,即不耐热毒素和耐热毒素。不耐热毒素的理化性质、免疫状态及作用机制与霍乱毒素相同。不耐热毒素与小肠上皮细胞上的受体神经节苷脂结合,激活腺苷酸环化酶,使肠上皮细胞内三磷酸腺苷转化为环磷酸腺苷。耐热毒素通过激活鸟苷酸环化酶使三磷酸鸟苷转化为环磷酸鸟苷。两者均抑制肠黏膜对钠的吸收,促进氯的分泌,使水向肠腔内渗透,液体积聚于肠道,引起腹泻。

（2）侵袭性肠炎：病原侵入肠黏膜固有层，引起充血、水肿、炎症细胞浸润、糜烂及溃疡等，造成腹泻。侵袭性肠炎由各种侵袭性细菌所致，如志贺菌、沙门菌、侵袭性大肠埃希菌、空肠弯曲菌、耶尔森菌和金黄色葡萄球菌等。志贺菌、侵袭性大肠埃希菌和金黄色葡萄球菌主要侵犯结肠；空肠弯曲菌主要侵犯空肠和回肠，也可累及结肠；耶尔森菌多累及回肠；鼠伤寒沙门菌主要累及回肠和结肠。这类病原菌均能引起痢疾样症状，粪便水分不多，有脓血黏液，可出现痉挛样腹痛；同时具有肠毒素作用和侵袭作用的菌株则可引起毒素性水样腹泻和痢疾样症状。

2.病毒性肠炎

目前对轮状病毒研究较多。轮状病毒侵犯小肠上部，严重者累及整个小肠。病毒在小肠绒毛顶端的柱状上皮细胞内复制，使细胞变性，微绒毛肿胀、不规则，从而使受累的小肠黏膜上皮细胞很快脱落。小肠隐窝部的单层立方上皮细胞（分泌细胞）不受损害，增殖上移修复受损的黏膜上皮，但新生的上皮细胞不够成熟，其酶的活性和转运功能较差。由于肠黏膜上皮细胞脱落，造成吸收面积减少，使水和电解质吸收减少，而且绒毛裸露，造成水和电解质回渗，导致腹泻；微绒毛上的双糖酶，尤其是乳糖酶活性降低，造成双糖吸收障碍，不能分解的营养物质在肠腔内滞留，被肠道细菌分解，增加肠内渗透压，使水进入肠腔，导致腹泻加重。葡萄糖-钠偶联转运机制发生障碍，进一步造成水和电解质吸收减少，形成水样便。国外研究发现，轮状病毒上的非结构蛋白 NSP4 可引起类似于细菌毒素的作用，导致分泌性腹泻。

（三）脂肪、蛋白质和糖代谢紊乱

由于肠道消化吸收功能降低，肠蠕动亢进，使营养素的消化和吸收发生障碍。营养物质的丢失主要原因是酶功能紊乱，引起同化功能障碍。蛋白质的同化功能减弱，但仍能消化吸收蛋白质。脂肪的同化与吸收受到影响，恢复脂肪的同化作用仍低下。碳水化合物的吸收也受到影响，糖耐量试验曲线低。但在急性腹泻时，患儿胃肠的消化吸收功能未完全丧失，对营养素的吸收可达正常的 $60\%\sim90\%$。

三、临床表现

（一）消化道症状

腹泻时大便次数增多，量增加，性质改变，大便每天 3 次以上，甚至 $10\sim20$ 次/天，可呈稀便、糊状便、水样便，或是黏液脓血便。判断腹泻时粪便的形状比排便次数更重要。如果便次增多而大便成形,不是腹泻。母乳喂养儿每天排便2～4次呈糊状,也不是腹泻。恶心、呕吐是常见的伴发症状,严重者呕吐咖啡样物,其他症状可有腹痛、腹胀及食欲缺乏等。

(二)全身症状

病情严重者全身症状明显,大多数有发热,体温38～40 ℃,少数高达40 ℃以上,可出现面色苍白、烦躁不安、精神萎靡、嗜睡、惊厥、昏迷等表现。随着全身症状加重,可引起神经系统、心功能、肝功能及肾功能失调。

(三)水、电解质及酸碱平衡紊乱

酸碱平衡紊乱主要为脱水及代谢性酸中毒,有时还有低钾血症和低钙血症。

1.脱水

由于腹泻与呕吐丢失大量的水和电解质,使体内保留水分的能力降低;严重呕吐、禁食、食欲降低或拒食,食物和液体摄入量均减少;患儿发热、呼吸加快,酸中毒者呼吸加深,使不显性失水增加。根据水、电解质损失的量及性质不同分为3种类型:等渗性脱水(血清钠浓度130～150 mmol/L)、低渗性脱水(血清钠浓度<130 mmol/L)及高渗性脱水(血清钠浓度>150 mmol/L)。大多数急性腹泻患儿为等渗性脱水。一般表现为体重减轻,口渴,不安,皮肤苍白,弹性差,前囟和眼眶凹陷,黏膜干燥,眼泪减少,尿量减少。按脱水程度分为轻度、中度及重度。

2.代谢性酸中毒

脱水大多有不同程度的代谢性酸中毒,产生原因包括大量的碱性物质随粪便丢失;脱水时肾血流量不足,尿量减少,体内酸性代谢产物不能及时排出;肠道消化和吸收功能不良,摄入热量不足,脂肪氧化增加、代谢不全,使酮体堆积且不能及时被肾脏排出;严重脱水者组织灌注不足,组织缺氧,乳酸堆积。主要表现为精神萎靡、嗜睡、呼吸深长呈叹息状、口唇樱红,严重者意识不清。新生儿及婴儿呼吸代偿功能差,呼吸节律改变不明显,主要表现为嗜睡、面色苍白、拒食等,应注意早期发现。

3.低钾血症

腹泻时水样便中钾浓度为20～50 mmol/L。呕吐、腹泻及钾摄入不足等可导致低血钾发生。其症状多在脱水与酸中毒纠正、尿量增多时出现,原因为酸中毒时细胞外液的氢离子进入细胞内,与钾离子交换,故细胞内钾离子下降,而血清钾不降低。脱水时肾功能低下,钾由尿液排出减少。在补液后,尤其是输入不含钾的溶液,血清钾被稀释并随尿液排出增多,酸中毒纠正后钾又从细胞外转运至细胞内,此时易出现低钾血症。病程在1周以上时逐渐出现低钾血症,营养不良者出现较早且较重。在脱水未纠正前,因血液浓缩、酸中毒及尿量少等原因,血钾浓度尚可维持正常,此时很少出现低钾血症。血清钾<3.5 mmol/L,表现为精神萎靡、肌张力降低、腹胀、肠蠕动减弱或消失、心音低钝、腱反射减弱或消失。严重者表现为昏迷、肠麻痹、呼吸肌麻痹、心率减慢、心律不齐、心尖部收缩期杂音,可危及生命。心电图表现为ST段下移,T波压低、平坦、双相、倒置,出现U波,P-R间期和Q-T间期延长。

4.低钙血症和低镁血症

低钙血症和低镁血症一般不会出现。腹泻时间较长,原有佝偻病或营养不良患儿,当酸中毒纠正后,血清结合钙增多,离子钙减少,可出现低血钙症状。低镁血症一般在低钠、低钾及低钙纠正后出现,表现为烦躁、手足抽搐或惊厥。原有营养不良及佝偻病时低镁血症更易出现,表现为手足震颤、舞蹈病样不随意运动,易受刺激,烦躁不安,严重者可发生惊厥,补充钙剂后症状无改善。

四、实验室检查

(一)粪便显微镜检查

粪便显微镜检查注意有无脓细胞、白细胞、红细胞与吞噬细胞,还应注意有无虫卵、寄生虫、真菌孢子和菌丝。有时需反复检查才有意义,有助于腹泻病的病因和病原学诊断。

(二)粪便培养

粪便培养对确定腹泻病原有重要意义。1次粪便培养阳性率较低,需多做几次,新鲜标本立即培养可提高阳性检出率。

(三)粪便乳胶凝集试验

粪便乳胶凝集试验对某些病毒性肠炎有诊断价值,如轮状病毒及肠道腺病毒等有较好的敏感性和特异性,对空肠弯曲菌肠炎的诊断有帮助。

(四)酶联免疫吸附试验

酶联免疫吸附试验对轮状病毒有高度敏感性和特异性,有助于轮状病毒性肠炎和其他病毒性肠炎诊断。

(五)聚丙烯酰凝胶电泳试验

聚丙烯酰凝胶电泳试验可检测出轮状病毒亚群及不同电泳型,有助于轮状病毒分类和研究。

(六)粪便还原糖检查

双糖消化吸收不良时,粪便还原糖检查呈阳性,pH<6.0。继发性双糖酶缺乏远较原发性多见,原发性者以蔗糖-异麦芽糖酶缺乏最常见。

(七)粪便电镜检查

粪便电镜检查对某些病毒性肠炎有诊断价值,如轮状病毒性肠炎和诺沃克病毒性肠炎等。

(八)血白细胞计数和分类

病毒性肠炎白细胞总数一般不增高。细菌性肠炎白细胞总数可增高或不增高,半数以上的患儿有杆状核计数增高,杆状核计数>10%有助于细菌感染的诊断。

(九)血培养

血培养对细菌性痢疾和大肠埃希菌、沙门菌等细菌性肠炎有诊断意义,血液细菌培养阳性者有助于诊断。

(十)血生化检查

对腹泻较重的患儿,应及时检查血 pH、二氧化碳结合力、碳酸氢根、血钠、血钾、血氯及血浆渗透压,对于诊断及治疗均有重要意义。

(十一)其他

对迁延性和慢性腹泻者,必要时做乳糖、蔗糖或葡萄糖耐量试验,呼气氢试验(一种定量非侵入性测定碳水化合物吸收不良的方法,有条件可以应用),也可做消化内镜检查。

五、诊断

根据发病季节、年龄、大便性状及排便次数做出初步诊断,对于脱水程度和性质,有无酸中毒,以及钾、钠等电解质缺乏,进行判断。必要时进行细菌、病毒及寄生虫等病原学检查。注意与以下疾病相鉴别。

(一)生理性腹泻

小儿外观虚胖,出生后不久大便次数即较多、稀薄,呈金黄色,但不伴呕吐,体重增加正常。至添加辅食后大便逐渐转为正常。

(二)急性坏死性小肠炎

感染及变态反应是急性坏死性小肠炎发病的重要因素。本病具有腹泻、腹胀、便血、高热及呕吐五大症状。大便初为水样便,继而转为暗红色、果酱样或血便,腹胀多较严重,早期可出现休克,甚至昏迷、惊厥。

(三)细菌性痢疾

细菌性痢疾夏季发病率高,患儿多进食过不洁食物,潜伏期 24～72 小时。大多数患者起病急,表现为高热、腹痛、呕吐、腹泻、里急后重,大便多呈黏液脓血便,排便次数每天数次至十多次。中毒性细菌性痢疾者可出现高热惊厥、嗜睡或昏迷,甚至休克等症状,病程长短不等,粪便培养可确诊。

六、治疗

治疗原则为预防脱水,纠正脱水,继续饮食,合理用药。

(一)急性腹泻的治疗

1.脱水的预防和纠正

脱水的预防和纠正在腹泻治疗中占极重要的地位,用世界卫生组织推荐的口服补液盐进行口服补液疗法具有有效、简便、价廉、安全等优点,已成为主要的补液途径,是腹泻治疗的一个重要进展。口服补液治疗是基于小肠的 Na^+-葡萄糖偶联转运机制。小肠微绒毛上皮细胞刷状缘上存在 Na^+ 和葡萄糖的共同载体,只有同时结合 Na^+ 和葡萄糖才能转运,即使急性腹泻时,这种转运功能仍相当完整。动物实验结果表明,口服补液盐溶液中 Na^+ 和葡萄糖比例适当,有利于 Na^+ 和水的吸收。口服补液盐中含有钾和碳酸氢盐,可补充腹泻时钾的丢失和纠正酸中毒。

(1)预防脱水:腹泻导致体内大量的水、电解质丢失。因此,患儿一开始腹泻就应该给予足够的液体口服并继续给小儿喂养,尤其是给予婴幼儿母乳喂养,以防脱水,可选用以下方法。①口服补液盐:本液体为 2/3 张溶液,用于预防脱水时加等量或半量水稀释以降低电解质的张力。每次腹泻后,2 岁以下服 50～100 mL,2～10 岁服 100～200 mL,>10 岁的能喝多少就给多少。也可按 40～60 mL/kg,腹泻开始即服用。②米汤加盐溶液:米汤 500 mL＋细盐 1.75 g 或炒米粉 25 g＋细盐 1.75 g＋水 500 mL,煮 2～3 分钟。用量为 20～40 mL/kg,4 小时内服完,以后随时口服,能喝多少给多少。③糖盐水:白开水 500 mL＋蔗糖 10 g＋细盐 1.75 g。用法、用量同米汤加盐溶液。

(2)纠正脱水:小儿腹泻发生的脱水大多可通过口服补液疗法纠正,重度脱水需静脉补液。

1)口服补液:适用于轻度、中度脱水者。有严重腹胀、休克、心肾功能不全、其他较重并发症的患儿及新生儿,均不宜口服补液。分两个阶段,即纠正脱水阶段和维持治疗阶段。纠正脱水应用口服补液盐补充累积损失量,轻度脱水给予 50 mL/kg,中度脱水给予 50～80 mL/kg,少量多次口服,以免呕吐影响疗效,所需液体量应在 4～6 小时内服完。脱水纠正后,口服补液盐以等量水稀释,补充继续损失量,随丢随补,也可按每次 10 mL/kg 计算。生理需要量选用低盐液体,如开水、母乳或牛奶等,婴幼儿体表面积相对较大、代谢率高,应注意补充生理需要量。

2)静脉补液:重度脱水和新生儿腹泻患儿均宜静脉补液。

第 1 天补液:包括累积损失量、继续损失量和生理需要量。累积损失量根据脱水程度计算,轻度脱水 50 mL/kg,中度脱水 50～100 mL/kg,重度脱水 100～120 mL/kg。溶液电解质和非电解质的比例(即溶液种类)根据脱水性质而定,等渗性脱水用 1/2～2/3 张含钠液,低渗性脱水用 2/3 等张含钠液,高渗性脱水用 1/3 张含钠液。输液滴速宜稍快,一般在 8～12 小时内补完,每小时输液量为 8～10 mL/kg。对重度脱水合并周围循环障碍者,以 2:1 等张液 20 mL/kg,于 30～60 分钟内静脉推注或快速滴注,以迅速增加血容量,改善循环和肾脏功能。在扩容后根据脱水性质选用前述不同溶液继续静脉滴注,但需扣除扩容量。对中度脱水无明显周围循环障碍则不需要扩容。继续损失量和生理需要量能口服则口服,对于不能口服、呕吐频繁及腹胀者,给予静脉补液,生理需要量每天 60～80 mL/kg,用 1/5 张含钠液补充,继续损失量是按"失多少补多少",用 1/3～1/2 含钠溶液补充,两者合并,在 12～16 小时补完,一般约每小时 5 mL/kg。

第 2 天补液:补充继续损失量和生理需要量。能口服者原则同预防脱水。需静脉补液者,将生理需要量和继续损失量两部分液体(计算方法同上所述)一并在 24 小时均匀补充。

(3)纠正酸中毒:轻、中度酸中毒无需另行纠正,因为在输入的溶液中已含有一部分碱性溶液,而且经过输液,循环和肾功能改善,酸中毒随即纠正。严重酸中毒经补液后仍表现有酸中毒症状者,则需要用碱性药物。常用的碱性药物有碳酸氢钠和乳酸钠。在无实验室检查条件时,可按 5% 碳酸氢钠 5 mL/kg 或 11.2% 乳酸钠 3 mL/kg,可提高 CO_2 结合力 5 mmol/L。需要同时扩充血容量者可直接用 1.4% 碳酸氢钠 20 mL/kg 代替 2:1 等张液,兼有扩容和加快酸中毒纠正的作用。

(4)钾的补充:低钾的纠正一般按 KCl 2～4 mmol/(kg·d)或 10% KCl 3 mL/(kg·d),浓度常为 0.15%～0.30%,切勿超过 0.30%,速度不宜过快,至少

在 6 小时以上补给。患儿如能口服,改用口服。一般情况下,静脉补钾需肾功能良好,即见尿补钾。但重度脱水患儿有较大量的钾丢失,补液后循环得到改善,血钾被稀释。纠正酸中毒,钾向细胞内转移,所以易造成低血钾。重度脱水特别是原有营养不良或病程长,多日不进食的患儿,更有必要及时补钾。一般补钾 4~6 天,严重缺钾者适当延长补钾时间。

(5)钙和镁的补充:一般患儿无须常规服用钙剂,对合并营养不良或佝偻病的患儿应早期补钙。在输液过程中如出现抽搐,可给予 10%葡萄糖酸钙溶液 5~10 mL,缓慢静脉推注,必要时重复使用。个别抽搐患儿用钙剂无效,应考虑到低镁血症的可能,经血镁测定证实后可给 25%硫酸镁,每次给 0.2 mL/kg,每天 2~3 次,深部肌内注射,症状消失后停药。

2.饮食治疗

饮食治疗目的在于满足患儿的生理需要,补充疾病消耗,并针对疾病特殊病理生理状态调整饮食,加速恢复健康。强调腹泻患儿继续喂养,饮食需适应患儿的消化吸收功能,根据个体情况分别对待,最好参考患儿的食欲及腹泻等情况,结合平时饮食习惯,采取循序渐进的原则,并适当补充微量元素和维生素。母乳喂养者应继续母乳喂养,暂停辅食,缩短每次哺乳时间,少量多次哺乳。人工喂养者,暂停牛奶和其他辅食 4~6 小时后(或脱水纠正后)继续进食。6 个月以下婴儿,以牛奶或稀释奶为首选食品。轻症腹泻者,配方牛奶喂养大多耐受良好;严重腹泻者,消化吸收功能障碍较重,双糖酶(尤其乳糖酶)活力受损,乳糖吸收不良,全乳喂养会加重腹泻症状,甚至可引起酸中毒,应先以稀释奶、发酵奶、奶谷类混合物及去乳糖配方奶喂哺,每天喂 6 次,保证足够的热量,逐渐增至全奶。6 个月以上者,可用已经习惯的平常饮食,选用稠粥、面条,并加些植物油、蔬菜、肉末或鱼末等,也可喂果汁或水果食品。

饮食调整原则上由少到多、由稀到稠,尽量鼓励多吃,逐渐恢复到平时饮食。调整速度与时间取决于患儿对饮食的耐受情况。母乳喂养或牛奶喂养者,若大便量、次数明显增多,呈水样稀便,带酸臭味;呕吐;腹胀;肠鸣音亢进;引起较严重的脱水和酸中毒;停止喂哺后症状减轻;测大便 pH<6.0;还原物质>0.5%,考虑为急性腹泻继发性乳糖酶缺乏。乳糖吸收不良,改用稀释牛奶、发酵奶或去乳糖配方奶(不含乳糖)喂养,并密切观察,一旦小儿能耐受即应恢复正常饮食。遇脱水严重、呕吐频繁的患儿,宜暂禁食,先纠正水和电解质紊乱,待病情好转后恢复喂养。必要时对重症腹泻伴营养不良者采用静脉营养。腹泻停止后,应提供富有热量和营养价值高的饮食,并应超过平时需要量的 10%~100%,一般

2 周内每天加餐 1 次,以较快地补偿生长发育,赶上正常生长。

3.药物治疗

(1)抗生素治疗:根据感染性腹泻病原谱和部分细菌性腹泻有自愈倾向的特点,世界卫生组织提出 90％的腹泻不需要抗菌药物治疗,国内专家提出大约 70％的腹泻不需要也不应该用抗生素,抗生素适用于侵袭性细菌感染的患儿(约 30％)。临床指征:①血便;②有里急后重症状;③大便镜检白细胞布满视野;④大便 pH 为 7 以上。非侵袭性细菌性腹泻重症患儿、新生儿、婴儿和原有严重消耗性疾病(如肝硬化、糖尿病、血液病及肾衰竭等)者,使用抗生素指征可放宽。

喹诺酮类药物:治疗腹泻抗菌药的首选药物,常用诺氟沙星和环丙沙星。可用于细菌性痢疾,如大肠埃希菌、空肠弯曲菌、耶尔森菌等引起的肠炎。由于动物实验发现此类药物可致胚胎关节软骨损伤,因此给儿童的剂量不宜过大,疗程不宜过长(一般不超过 1 周)。常规剂量:诺氟沙星每天15～20 mg/kg,分 2～3 次口服;环丙沙星每天 10～15 mg/kg,分 2 次口服或静脉滴注。

小檗碱:用于轻型细菌性肠炎,疗效稳定,不易耐药,不良反应少,与某些药物联合应用可提高疗效。剂量为每天5～10 mg/kg,分 3 次口服。

呋喃唑酮:在肠道可保持高药物浓度,不易产生耐药性,有恶心、头晕、皮疹、溶血性贫血及黄疸等不良反应。剂量为每天 5～7 mg/kg,分 3～4 次口服。

氨基糖苷类:本类药物的临床疗效仅次于第三代头孢菌素与环丙沙星,但对儿童不良反应大,主要为肾损害及耳神经损害。庆大霉素已很少应用。阿米卡星每天10～15 mg/kg,分次肌内注射或静脉滴注。妥布霉素 3～5 mg/kg,分 2 次静脉滴注或肌内注射。奈替米星 4～16 mg/kg,1 次或分 2 次静脉滴注。

第三代头孢菌素及氧头孢烯类:腹泻的病原菌普遍对本类药物敏感,包括治疗最为困难的多重耐药的鼠伤寒沙门菌及志贺菌。临床疗效好,不良反应少,但价格贵,需注射给药,故不作为临床第一线用药,仅用于重症及难治性患者。常用的药物有头孢噻肟、头孢唑肟、头孢曲松及拉氧头孢等。

复方新诺明:近年来,因其耐药率高,较少应用。该药对小儿的不良反应大,＜3 岁慎用,＜1 岁不用。20～50 mg/(kg·d),分 2～3 次口服。

(2)肠黏膜保护剂:蒙脱石是一种天然的铝和镁的硅酸盐,能改善肠黏液的质和量,加强肠黏膜屏障,吸附和固定各种细菌、病毒及其毒素,有助于受损肠黏膜修复和再生。临床证明其具有止泻、收敛和抑病毒作用,能缩短病程。剂量:1 岁以下每天 3.0 g(1 袋),1～2 岁每天 3.0～6.0 g,2～3 岁每天 6.0～9.0 g,3 岁以上每天 9.0 g,每天分 3 次,溶于 30~50 mL 液体(温水、牛奶或饮料)中口服。首次剂量加倍。

(3)微生态疗法:目的在于恢复肠道正常菌群的生态平衡,起到生物屏障作用,抵御病原菌的定植和侵入,有利于腹泻的恢复。常用药:①乳酶生,为干燥乳酸杆菌片剂,每次 0.3 g,每天 3 次;②口服嗜酸乳杆菌胶囊,为灭活的嗜酸乳酸杆菌及其代谢产物,每包含菌 50 亿,每次 1~2 包,每天 2 次;③双歧杆菌活菌制剂,每粒胶囊含双歧杆菌 0.5 亿,每次 1 粒,每天 2~3 次;④枯草杆菌、肠球菌二联活菌多维颗粒,为活菌制剂,每袋含粪链球菌 1.35 亿和枯草杆菌 0.15 亿,每次 1 袋,每天 2~3 次;⑤口服双歧杆菌、嗜酸乳杆菌、肠球菌三联活菌胶囊,每次 1~2 粒,散剂每次 0.5~1.0 包,每天 2~3 次。

(二)迁延性和慢性腹泻的治疗

(1)预防、治疗脱水,纠正水、电解质和酸碱平衡紊乱。

(2)营养治疗:此类患者多有营养障碍。小肠黏膜持续损害导致营养不良继发免疫功能低下的恶性循环是主要的发病因素。营养治疗是重点,尽早供给适当的热量和蛋白质制剂以纠正营养不良状态,维持营养平衡可阻断这一恶性循环。一般需要热量每天 669.4 kJ/kg,蛋白质每天 2.29 g/kg,才能维持营养平衡。饮食的选择应考虑到患儿的消化功能及经济状况,母乳为合适饮食,或选用价格低廉、可口的乳类食品。要素饮食是慢性腹泻患儿最理想的食品,含已消化的简单的氨基酸、葡萄糖和脂肪,在严重小肠黏液损害和伴胰腺消化酶缺乏的情况下仍可吸收和耐受。

营养治疗应用时浓度用量视临床状况而定。少量开始,2~3 天达到所要求的热量和蛋白质需要量。每天 6~7 次,经口摄入或经胃管重力间歇滴喂。当腹泻停止,体重增加,逐步恢复普通饮食。对仅表现乳糖不耐受症者选用去乳糖配方奶、豆浆和酸奶等。对严重腹泻儿且要素饮食营养治疗后腹泻仍持续、营养状况恶化者,给予静脉营养。

静脉营养的成分是葡萄糖、脂肪、蛋白质、水溶性和脂溶性维生素、电解质及微量元素。我国针对腹泻推荐的静脉营养配方为每天脂肪乳剂 2~3 g/kg,复方结晶氨基酸 2.0~2.5 g/kg,葡萄糖 12~15 mg/kg,液体 120~150 mL/kg,热量 209.2~376.6 kJ/kg。

葡萄糖是主要供能物质,浓度为 8%~12%,输注速度每分钟 4~6 mg/kg,最大可达 12~15 mg/kg。氨基酸是蛋白质的基本单位,是静脉营养的氮的主要来源,小儿氨基酸代谢与成人不同,所以选用小儿专用氨基酸较合理,目前小儿专用氨基酸配方有国产和德国产,使用时从小剂量开始,每天 0.5 g/kg,每天递增 0.25～0.50 g/kg,至 2.5～3.0 g/kg。氨基酸可与葡萄糖共同输入。10％脂肪乳剂 10～20 mL/kg,第 3 天起可增至 20～40 mL/kg,静脉滴注需超过 6 小时,最好24 小时均匀输入。在应用上述营养液的同时还应补充电解质、维生素及微量元素。

（3）抗生素:使用时要十分慎重,一般用于分离出特异病原体的感染,并根据药敏试验结果指导临床用药。

第六章

小儿内分泌系统疾病

第一节 血脂异常

一、概述

儿童青少年血脂异常是指儿童青少年时期血浆脂质代谢紊乱,主要表现为高脂血症,包括血浆总胆固醇(total cholesterol,TC)、甘油三酯(triglyceride,TG)、低密度脂蛋白-胆固醇(low-density lipoprotein cholesterol,LDL-C)的升高及高密度脂蛋白-胆固醇(high-density lipoprotein cholesterol,HDL-C)的降低。儿童青少年血脂异常不仅可导致代谢综合征、脂肪肝、胰腺炎、脂质肾病等,还与成人动脉粥样硬化(atherosclerosis,AS)密切相关,是成人心脑血管疾病的独立危险因素。儿童青少年血脂异常并非少见,其发病率在个别发达国家已达15%~20%,我国也在10%左右。北京地区的流行病学调查显示,儿童青少年(6~18岁)高脂血症的发病率为9.8%,其中城区发病率为10.55%(男生10.16%,女生10.94%),郊区发病率为8.62%(男生6.11%,女生11.18%)。

二、病因

儿童青少年血脂异常分原发性血脂异常和继发性血脂异常两类。

(一)原发性血脂异常

原发性血脂异常病因尚不明确,目前有两种推测。

1.遗传因素

遗传因素占小儿高脂血症的绝大多数。由于先天性遗传基因缺陷,使参与脂蛋白转运和代谢的受体、酶或载脂蛋白异常,影响血浆脂质水平。患儿可以是

158

单基因遗传,如家族性高胆固醇血症是由 LDL-C 受体缺如引起,家族性高乳糜微粒血症是由脂蛋白脂酶(lipoprotein lipase,LPL)基因缺陷引发;也可以是多基因遗传,如家族性多基因高胆固醇血症等。

2.机体与环境因素

饮食习惯、生活方式等长期相互作用,如长期过量摄入糖类,可影响胰岛素分泌,加速肝脏极低密度脂蛋白的合成,引起高甘油三酯血症;长期过量摄入胆固醇和动物脂肪,则易引起高胆固醇血症。因此,原发性高脂血症也可能有一定的种族性、地域性倾向。

(二)继发性血脂异常

继发性血脂异常的病因分为外源性因素和内源性因素两种。

1.外源性因素

外源性因素包括长期应用影响脂质代谢的药物(如糖皮质激素、抗惊厥药)、酒精(经常过量饮酒)和吸烟(包括被动吸烟)等。

2.内源性因素

内源性因素主要指全身系统疾病影响血脂代谢。常见有内分泌和代谢性疾病,如肥胖、代谢综合征、甲状腺功能减低、皮质醇增多症、糖尿病等;也可因癌症化疗、肾病综合征或胆道阻塞性疾病如胆管狭窄、胆汁性肝硬化引起。

三、诊断

儿童青少年血脂异常发病隐匿,进展缓慢,症状体征多不明显,其诊断主要依靠实验室检查。

(一)临床表现

严重的家族性高脂血症患儿可能有以下临床表现。

1.黄色瘤

黄色瘤为脂质在真皮内沉积形成;呈丘疹或结节样皮肤隆起,黄色或橘黄色,直径 2~5 mm,多出现在肘、股、臀部。

2.脂性角膜弓

脂质在角膜沉积形成。

3.肝脾大

肝脾大是由于肝脾巨噬细胞大量吞噬吸收脂蛋白所致,肝脏超声可显示脂肪肝。

4.早发冠状动脉粥样硬化性心脏病(简称冠心病)或脑卒中

早发冠心病或脑卒中是由于脂质在血管内皮沉积引起 AS 所致;儿童青少年时期虽少见,但确有报道。当患儿出现不能解释的胸痛、左肩放射痛或头痛时,应引起警惕。

5.血管超声多普勒

颈动脉、腹主动脉血管超声多普勒可能显示血管内膜毛糙、中层增厚、血流频谱改变。

(二)高危人群血脂筛查

儿童青少年血脂异常的高危人群:①遗传因素(有心血管疾病或血脂异常的家族史者)。②饮食因素(高脂肪、高胆固醇饮食)。③疾病因素(高血压、肥胖/超重、糖尿病、代谢综合征、川崎病、终末期肾病、癌症化疗等)。④长期应用影响血脂代谢的药物(如糖皮质激素等)。⑤吸烟与被动吸烟者。

对有上述高危因素的儿童青少年,建议每 3～5 年筛查一次血脂,即检测清晨空腹血 TC、TG、LDL-C、HDL-C 水平。若发现异常,1～2 周内应再次复查。

(三)血脂异常分类

实验室检查确定高脂血症后,应进一步明确是原发性或继发性高脂血症,并按临床分类法进行血脂异常分类,以利于选择药物及对因治疗。临床分类法包括以下 4 种。

(1)高胆固醇血症:空腹血 TC↑。

(2)高甘油三酯血症:空腹血 TG↑。

(3)混合性高脂血症:空腹血 TC、TG 均↑。

(4)低高密度脂蛋白血症:空腹血 HDL-C↓。

四、鉴别诊断

儿童血脂异常的鉴别诊断主要是继发性高脂血症的鉴别。引起儿童高脂血症的最常见疾病包括单纯性肥胖症、代谢综合征、肾病综合征等。

(一)单纯性肥胖症

患儿由于进食多、活动少而导致体内脂肪积聚过多,可伴血脂升高,皮下脂肪增厚,体重超过按身高计算的平均标准体重的 20%,或超过按年龄计算的平均标准体重两个标准差(SD)以上。

(二)代谢综合征

代谢综合征是一组复杂的代谢紊乱综合征,主要临床表现为中心型肥胖,伴高血压、高血脂及高血糖等。

(三)肾病综合征

肾病综合征是由多种病因引起的以肾小球基膜通透性增加为主要改变的一组临床综合征。典型表现为"三高一低",即大量蛋白尿、高度水肿、高脂血症、低蛋白血症。

五、治疗

(一)饮食干预

针对儿童血脂异常,不论何种原因,饮食干预都是必要和首选的治疗措施。要调整饮食结构,改变饮食习惯,采取合理的营养模式,要减少饱和脂肪酸和胆固醇的摄入。其目的是降低血中胆固醇水平,尽可能实现 LDL-C<6.1 mmol/L(110 mg/dL)、TC<9.4 mmol/L(170 mg/dL)的理想目标。

对饮食干预的种类、程度和开始时间,应考虑患儿的年龄、高脂血症类型、治疗的反应性和顺应性等多种因素,制订个体化方案,并加强监测。必须满足儿童的生长发育所需,不宜过分限制胆固醇的摄取,同时确保供给足够的能量、维生素和矿物质。由于多链不饱和脂肪酸可促进肝内胆固醇氧化为胆酸而排出,故应以食用多链不饱和脂肪酸(如亚油酸、亚麻油酸、花生油、玉米油等)为主,这比单纯限制胆固醇摄入量更为重要。实施饮食干预要循序渐进、分步进行。如开始只是减少富含高胆固醇与饱和脂肪酸的食品摄入,少食动物内脏、蛋黄、猪油、洋快餐等;进一步则减少畜肉摄入,改食鱼肉、鸡肉、鸭肉等;重症高脂血症患者,应逐步过渡到以谷类、豆类、水果、蔬菜为主。烹调方法则宜采用烘、烤、蒸、煮,尽量不要油煎。

通常不主张对 2 岁以下的婴幼儿进行饮食干预,以防能量摄取不足和脂质维生素缺乏而导致生长发育障碍。但美国血脂异常管理和动脉粥样硬化预防指南认为,婴幼儿如果有肥胖或心血管疾病家族史,可以建议从 12 个月龄就开始饮用低脂牛奶。

(二)运动干预

儿童青少年血脂异常的另一行之有效的非药物治疗方法是规律运动,对于肥胖或代谢综合征伴发的高脂血症,尤其适用运动干预。有氧运动(快走、慢跑、游泳等)不仅能控制体重,还可通过降低血清 TC、TG 和 LDL-C 水平,提高 HDL-C 比例和载脂蛋白 A1 的活性,改善血脂紊乱。国内已制定了适合中国儿童体质的、切实可行的运动处方。每天至少锻炼 30 分钟,每周至少活动 5 天,长期坚持。但要注意小儿运动防护,最好在专门教练的带领下进行,避免发生骨骼、肌肉损伤。

儿童的饮食干预与运动干预不宜单独实施,两者同时并举,再配合家庭学校教育以改变小儿的不良生活习性,可收到非药物治疗的最佳效果。

(三)药物治疗

既往对儿童青少年血脂异常的药物治疗时期和方法存在较多争议。《儿童青少年血脂异常防治专家共识》提出,儿童青少年高脂血症可以应用药物治疗,但有以下严格适应证。10 岁以上儿童,饮食治疗 6 个月至 1 年无效,LDL-C ≥4.92 mmol/L(190 mg/dL)或者 LDL-C≥4.14 mmol/L(160 mg/dL)并伴有确切的早发冠心病家族史(一级男性亲属发病时<55 岁,一级女性亲属发病时<65 岁);同时存在两个或两个以上的冠心病危险因素的儿童,且控制失败,可采用药物治疗。对纯合子型家族性高胆固醇血症,药物降脂治疗的年龄可适当提前到 8 岁。

儿童青少年宜采用的降脂药物包括以下几种。

1.他汀类药物

他汀类药物即胆固醇生物合成限速酶抑制剂(HMG-CoA 还原酶抑制剂),对家族性高胆固醇血症患儿尤为适用。其主要作用是抑制肝脏合成内源性胆固醇,不影响酶类和激素分泌,不干扰生长发育和性成熟。用法:从最低剂量开始,睡前服用,4 周后检测空腹血脂水平,治疗目标是 LDL-C<3.35 mmol/L (130 mg/dL)。若治疗目标实现,继续用药,8 周、3 个月后复查;若未实现,则剂量加倍,4 周后复查,逐渐加量至推荐的最大剂量。治疗的理想目标是 LDL-C <2.85 mmol/L(110 mg/dL)。用药过程中要防止药物不良反应,特别是肌病和肝损害,应注意监测磷酸肌酸激酶(creatine kinase,CK)和肝功能。

2.胆汁酸螯合剂

胆汁酸螯合剂又称胆酸结合树脂,是一种碱性阴离子交换树脂。其作用是与胆酸结合,影响肝肠循环,增加胆固醇与胆酸排泄,同时增强肝脏 LDL-C 受体活性,降低血中 LDL-C 水平。该药不被机体吸收,高效安全,适合儿童用药。代表药为胆固酰胺,用法:0.3 g/(kg·d),口服,每天 2 次,根据反应逐步调整剂量,维持量不超过 2~4 g/d。该药无明显不良反应,口服有点异味,可能影响儿童服用;少数患儿出现脂肪泻;长期服用可能影响脂溶性维生素的吸收,故用药同时应补充维生素 A、维生素 D、维生素 E、维生素 K。

3.烟酸

烟酸为成人高脂血症防治指南建议常规用药。其在体内烟酰胺腺嘌呤二核苷酸(nicotinamide adenine dinucleotide,NAD)辅酶系统中转变为 NAD 后发挥降脂效应,可使 TC、LDL-C 和 TG 水平下降,并使 HDL-C 水平上升。我国《儿童青少年血脂异常防治专家共识》虽未推荐烟酸作为儿童青少年常规降脂药物,但因其临床不良反应较小,《诸福棠实用儿科学》提出儿童可以应用,剂量为 0.15 mg/(kg·d)。

(四)原发病治疗

小儿继发性高脂血症,既要治表,更要治本,即积极治疗原发病。常见的原发病有内分泌或代谢性疾病,如甲状腺功能减退、皮质醇增多症、糖尿病、肾病综合征、脂肪营养不良等;胆汁阻塞性疾病,如胆管狭窄、胆汁性肝硬化等;肾脏疾病,如肾病综合征、慢性肾衰竭等。

第二节　中枢性尿崩症

一、概述

尿崩症(diabetes insipidus,DI)是指患儿完全或部分丧失尿液浓缩功能,主要表现为多尿、排出稀释性尿和多饮。造成尿崩症的原因有很多,因抗利尿激素(antidiuretic hormone,AVP)分泌或释放不足引起者,称中枢性尿崩症(central diabetes insipidus,CDI)。

二、病因

前加压素原由信号肽、AVP、垂体后叶素运载蛋白和肽素组成,前加压素原合成后经加工形成分子数量比例为 1∶1∶1 的 AVP、垂体后叶素运载蛋白和肽素。在下丘脑视上核和室旁核合成的 AVP 经神经末梢运送至神经垂体储存。血钠浓度等引起细胞外液渗透压的改变可通过位于视上核和渴觉中枢附近的渗透压感受器,控制 AVP 的分泌和饮水行为;血容量变化通过位于心房、主动脉和颈动脉的压力感受器,调节 AVP 的释放。此外,恶心、皮质醇缺乏和低血糖等也可促进 AVP 的释放。

AVP 与肾脏的集合管细胞上的加压素 V2 受体结合,通过增加水通道蛋白在集合管细胞顶端膜上的数量,增加其对水的通透性,促进水的重吸收,使尿量减少,保留水分,发挥其抗利尿的生理作用。

中枢性尿崩症的病因包括遗传性、先天性畸形、获得性和特发性等,主要通过以下几种机制导致 AVP 缺乏:遗传性或先天性的 AVP 缺乏,分泌 AVP 的神经元受到物理性的破坏,或存在抑制 AVP 合成、转运或分泌的浸润性或炎症性病变。临床上约 1/2 中枢性尿崩症患儿的潜在病因有待查明。

三、临床表现

本病可发生于任何年龄,以烦渴、多饮、多尿为主要症状。每天饮水量可大于 3 000 mL/m²,每天尿量可达 4~10 L,甚至更多,尿比重低且固定。夜尿增多,可出现遗尿。婴幼儿烦渴时哭闹不安,不肯吃奶,饮水后安静。喂水不足的患儿可发生便秘、低热、脱水甚至休克,严重脱水可导致脑损伤及智力缺陷。学龄儿童由于烦渴、多饮、多尿可影响学习和睡眠,出现少汗,皮肤干燥、苍白,精神不振,食欲低下,体重不增,生长缓慢等症状。若充分饮水,一般情况正常,无明显体征。

除上述尿崩症常见的临床症状外,不同病因的患儿可有相应的临床表现,如大脑中线先天性缺陷伴尿崩症的患儿,除发病早(生后 1 周即可出现尿崩症症状)外,还可有唇裂或腭裂等中线颅面缺损或畸形等表现。

四、实验室检查

(一)尿液检查

每天尿量可达 4~10 L,尿色清淡无气味,尿比重低,一般为 1.001~1.005;尿渗透压低,为 50~200 mmol/L;尿蛋白、尿糖及有形成分均为阴性。

(二)血生化检查

血钾、氯、钙、镁、磷等一般正常,血钠正常或稍高,肌酐、尿素氮正常,血浆渗透压正常或偏高。无条件测定血浆渗透压的可以用公式推算:渗透压＝(血钠＋血钾)×2＋血糖＋血尿素氮,计算单位均用 mmol/L。

(三)禁水试验

禁水试验的目的是观察患儿在细胞外液渗透压增高时的尿液浓缩能力。自试验前一天晚上 7~8 点患儿开始禁食,直至试验结束。试验当天早 8 点开始禁饮,先排空膀胱,测定体重,采血测血钠及渗透压;然后每小时排尿一次,测尿量、

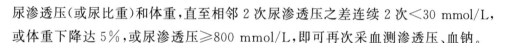

尿渗透压(或尿比重)和体重,直至相邻 2 次尿渗透压之差连续 2 次<30 mmol/L,或体重下降达 5%,或尿渗透压≥800 mmol/L,即可再次采血测渗透压、血钠。

结果分析:正常儿童禁饮后不出现脱水症状,每小时尿量逐渐减少,尿比重逐渐上升,尿渗透压≥800 mmol/L,而血钠、血浆渗透压均正常。

精神性多饮儿童尿比重最高可达 1.015,尿渗透压达 300 mmol/L,或尿渗透压与血浆渗透压之比≥2,这些都提示 AVP 分泌量正常。

尿崩症患儿每小时尿量减少不明显,持续排出低渗尿,尿比重不超过 1.010,尿渗透压变化不大;血钠和血浆渗透压上升分别超过 145 mmol/L 和 295 mmol/L;体重下降 3%~5%。

禁水试验期间应密切观察,若患儿烦渴加重并出现严重脱水症状,或体重下降超过 5%,或血压明显下降,情况恶化时,应迅速终止试验并让患儿饮水。

(四)加压素试验

加压素试验用于评价肾脏最大尿液浓缩能力,鉴别中枢性尿崩症和肾性尿崩症。禁水试验结束后,皮下注射垂体后叶素 5 U(或精氨酸加压素 0.1 U/kg),然后在 2 小时内每 30 分钟留尿一次,共 4 次,测定尿量和尿渗透压。

结果分析:如尿渗透压上升峰值超过给药前的 50%,则为完全性中枢性尿崩症;超过 9%但不超过 50%者为部分性尿崩症;肾性尿崩症仅超过不到 9%。

禁水试验开始后,每小时排尿一次,测尿量、尿渗透压(或尿比重)和体重,直至相邻 2 次尿渗透压之差连续 2 次<30 mmol/L,或体重下降达 5%,或尿渗透压≥800 mmol/L,即可再次采血测渗透压和血钠等,大多数可在 6 小时内完成试验。

(五)血浆 AVP 测定

结合禁水试验测定血浆 AVP 浓度有助于尿崩症的鉴别。中枢性尿崩症血浆 AVP 浓度低于正常;肾性尿崩症血浆 AVP 基础状态可测出,禁饮后明显升高但尿液不能浓缩;精神性多饮 AVP 分泌正常。但由于 AVP 半衰期短(24 分钟),在体内外不稳定、易被清除,加之检测方法烦琐、耗时等原因,限制了其在尿崩症鉴别诊断中的应用。

(六)血浆肽素测定

血浆肽素可敏感地反映体内 AVP 的分泌状态。血浆肽素基础浓度的检测有助于尿崩症的鉴别诊断:中枢性尿崩症血浆肽素<2.6 pmol/L,而肾性尿崩症则>20 pmol/L。

此外,由于血浆肽素在体外相对稳定,检测所需血浆量少、耗时短等,其检测有望取代 AVP 的检测,成为诊断尿崩症的一个重要指标。

(七)影像学检查

选择性进行头颅 X 线检查、CT 检查或 MRI 检查,以排除颅内肿瘤,明确病因,指导治疗。探查颅内神经垂体病变时 MRI 检查优于 CT 检查。

五、诊断及鉴别诊断

中枢性尿崩症需与其他原因引起的多饮、多尿相鉴别。

(一)高渗性利尿

糖尿病、肾小管酸中毒等疾病也可出现高渗透性利尿,可根据血糖、尿比重、尿渗透压及其他临床表现加以鉴别。

(二)高钙血症

高钙血症见于维生素 D 中毒、甲状旁腺功能亢进等。

(三)低钾血症

低钾血症见于原发性醛固酮增多症、慢性腹泻等。

(四)慢性肾脏疾病

慢性肾脏疾病,尤其是肾小管疾病,引起肾脏对 AVP 的作用不敏感的电解质紊乱,如高钙血症、低钾血症,可影响肾脏的浓缩功能而引起多尿、多饮等症状。

(五)肾性尿崩症

肾性尿崩症是由肾小管上皮细胞对 AVP 无反应所致。发病年龄和症状轻重差异较大,重者生后不久即出现症状,可有多尿、脱水、体重不增、生长障碍、发热,甚至中枢神经系统症状;轻者发病较晚,当患儿禁饮时,可出现高热、体重迅速下降等症状。禁水试验、加压素试验均不能提高尿渗透压。

(六)精神性多饮

精神性多饮又称为精神性烦渴,通常由某些精神因素引起多饮后导致多尿,起病多为渐进性,多饮、多尿症状逐渐加重,但夜间饮水较少。患儿血钠、血浆渗透压均处于正常低限,AVP 分泌能力正常,因此,禁水试验比加压素试验更能使其尿渗透压增高。

六、治疗

(一)病因治疗

明确诊断后应积极寻找病因。对有原发病灶的患儿必须针对病因治疗,如肿瘤患儿应根据肿瘤的性质、部位选择手术或放疗方案。特发性中枢性尿崩症患儿应检查有无激素缺乏情况;渴感正常的患儿应充分饮水,但存在脱水、高钠血症的情况下应缓慢给水,以免造成脑水肿。对精神性多饮者应寻找引起多饮、多尿的精神因素,并进行相应的治疗。

(二)激素补充治疗

1.鞣酸加压素

鞣酸加压素为混悬液,用前需稍加温并摇匀,再进行深部肌内注射。开始剂量为每次 0.1～0.2 mL,药效可维持 3～7 天,待多饮、多尿症状又出现时再次注射。可根据疗效逐步调整剂量,每次增加 0.1 mL。剂量过大可引起患儿面色苍白、血压升高及腹痛等症状。此外,用药期间应注意患儿的饮水量,避免发生水中毒。

2.1-脱氨-8-D-精氨酸加压素(DDAVP)

DDAVP 为人工合成的 AVP 类似物。控制症状所需剂量的个体差异较大,一般用药 1～2 小时后患儿尿量开始减少。

(1)口服片剂:醋酸去氨加压素作用维持时间 8～12 小时,每片含量100 μg。用量 100～1 200 μg/d(是喷鼻剂量的 10～20 倍),分 2～3 次口服;一般从每次 50 μg 小剂量开始,逐渐加量至疗效满意。

(2)喷鼻剂:作用维持时间 12～24 小时,含量 100 μg/mL。通常用量为每次 2～40 μg,每天 1 次或2 次(间隔 12 小时)鼻腔滴入。一般从小剂量开始,如婴儿每次自 0.5～1.0 μg 起,儿童自 2.5 μg 起,逐渐加量至疗效满意。用前需清洁鼻腔,症状复现时再次给药。

DDAVP 不良反应少见,偶有头痛或腹部不适;喷鼻剂可有眼刺激、鼻炎、咳嗽等不良反应。

第三节 单纯性甲状腺肿

一、概述

单纯性甲状腺肿是由于缺碘、致甲状腺肿物质等环境因素或由于遗传及先天缺陷等引起的非炎症、非肿瘤性疾病。通常情况下,患儿既无甲状腺功能亢进表现又无甲状腺功能减退表现。甲状腺呈弥漫性或多结节性肿大,女性多见。本病可呈地方性分布,常为缺碘所致,称为地方性甲状腺肿;也可散发,主要是由于先天性甲状腺激素合成障碍或致甲状腺肿物质等所致,称为散发性甲状腺肿,多发生于青春期。

二、病因

(一)碘缺乏

碘缺乏是引起地方性甲状腺肿的主要原因。碘是甲状腺激素合成的原料,正常成人(包括青春期)每天需碘量约 100 μg,1～10 岁小儿 60～100 μg,婴幼儿 35～40 μg。缺碘引起甲状腺激素合成相对不足,通过负反馈作用使垂体促甲状腺激素分泌增加,刺激甲状腺增生肿大。如在青春期、妊娠期、哺乳期、感染、创伤或精神刺激时,由于机体对甲状腺激素的需要量增多,可诱发或加重甲状腺肿。

(二)致甲状腺肿物质

常见致甲状腺肿食物有卷心菜、黄豆、木薯及含氟过多的饮用水,致甲状腺肿药物包括硫脲类、硫氰酸盐、磺胺类、锂盐、高氯酸盐等。这些物质可抑制碘离子的浓集、碘的有机化和酪氨酸碘化,从而抑制甲状腺激素的合成。女性孕期服用抗甲状腺药物、锂盐和氨碘酮可引起新生儿甲状腺肿。

(三)高碘摄入

高碘摄入是少见的引起甲状腺肿的原因。其发生机制为碘摄入过多,过氧化物酶的功能基团过多被占用,影响了酪氨酸碘化,碘的有机化过程受阻,甲状腺呈代偿性肿大。

(四)甲状腺激素合成障碍

家族性甲状腺肿属于常染色体隐性遗传,致病原因是酶的遗传性缺陷造成甲状腺激素合成障碍。如缺乏过氧化物酶、碘化酶,使甲状腺激素的合成受阻;缺乏水解酶,使甲状腺激素从甲状腺球蛋白解离发生障碍,均可导致甲状腺肿。

(五)其他

其他如甲状腺球蛋白基因突变、甲状腺激素受体缺陷等。

三、诊断

(一)临床表现

大多数甲状腺肿大是偶然被发现的。颈部肿块可缓慢增大,多数患者无症状。甲状腺肿大较严重时可出现颈部不适,引起颈部周围器官的压迫症状,如气管受压可出现憋气、呼吸不畅甚至呼吸困难;食管受压可出现吞咽困难;喉返神经受压出现声音嘶哑、痉挛性咳嗽,晚期可失声;颈交感神经节链受压时出现霍纳综合征(同侧瞳孔缩小、眼球内陷、上睑下垂和受累侧无汗)。部分患者有甲状腺肿大家族史。

甲状腺触诊虽不能起关键的诊断作用,与超声诊断的差别较大,但触诊有临床初筛的意义。正常的甲状腺是不能望见和触及的,只有甲状腺比正常大 4～5 倍(即超过 35 g,相当于受检者拇指末节大小)时才能被触及。弥漫性甲状腺肿甲状腺触诊均匀弥漫性肿大,左右两叶对称,无结节,甲状腺表面光滑,质地较软,无压痛,与周围组织不粘连,不累及周围淋巴结。结节性甲状腺肿甲状腺触诊呈结节状肿大,多不对称,早期可能只有一个结节,多为多发性结节,大小不等,结节质软或硬、光滑、无触痛。触诊时应注意肿大甲状腺的对称性,有无结节,有无局部粘连及局部淋巴结肿大。

如果甲状腺呈两侧不对称性肿大、局部有粘连、有喉返神经压迫或浸润征象(声嘶、失声),或局部淋巴结肿大者应注意恶变的可能。此外,肿块硬而固定,直径>4 cm 者应考虑恶性肿瘤。短时间内甲状腺迅速增大者应考虑恶变或局部出血。

(二)实验室检查

1.甲状腺功能测定

患儿血清 T_3、T_4 和促甲状腺激素(thyroid stimulating hormone,TSH)基本正常,对血 TSH 有升高倾向者应注意是否为甲状腺炎的早期。抗甲状腺过氧化物酶抗体(thyroid peroxidase antibody,TPO-Ab)和抗甲状腺球蛋白抗体(thyroglobulin antibody,TgAb)阴性或低度阳性。

2.尿碘测定

正常成人尿碘排出量为 100～500 μg/L,尿碘排出少于 100 μg/L,说明碘摄入不足。

3.血清甲状腺球蛋白(thyroglobulin,TG)测定

血清 TG 的测定被认为是衡量碘缺乏的敏感指标,TG 与碘摄入量成反比。碘摄入正常的儿童和成人血清 TG 的中位数为 10 μg/L,血清 TG 超过 20 μg/L 反映可能碘摄入不足。

(三)影像学检查和特殊检查

1.甲状腺超声检查

甲状腺超声检查被认为是一种甲状腺解剖评估的灵敏方法。它无创、无放射,重复性好,同时可见到血流状态,也能指导穿刺定位。超声法远较触诊准确,能检查出触诊不到的小结节。超声检查下显示的甲状腺的回声强度、钙化程度、病灶边缘位置可对鉴别病灶的良、恶性有一定的价值,但准确性不如甲状腺细针穿刺活检。

2.核素扫描检查

核素扫描主要是评估甲状腺的功能状态,尤其是甲状腺结节的功能。毒性结节性甲状腺肿时可见一个或多个"热结节",提示有甲状腺功能亢进;结节囊性变时表现为"冷结节",冷结节还见于甲状腺腺瘤,少数为甲状腺癌。

3.CT 或 MRI 检查

CT 或 MRI 检查对一般甲状腺肿形态、大小的判断并不优于超声检查,但对胸骨后甲状腺的检出则有绝对优势,可明确其与邻近组织的关系及与颈部甲状腺的延续情况。

4.甲状腺细针穿刺检查

甲状腺细针穿刺是用病理细胞学检查诊断甲状腺疾病的方法,可避免不必要的手术。在超声引导下的穿刺可显著提高成功率。通常应抽吸结节的实质部分,针头尽量选择较细者。此项技术方法安全可靠、简便易行、诊断准确性高,对甲状腺疾病的鉴别诊断有重要价值。

四、鉴别诊断

甲状腺肿的鉴别应从结构和功能两方面考虑。由于单纯性甲状腺肿的异质性,常需与各种原因引起的甲状腺肿大和功能异常相鉴别。

(一)慢性淋巴细胞性甲状腺炎

慢性淋巴细胞性甲状腺炎较常见,与自身免疫和遗传有关。起病隐匿,进展缓慢,多数患者无症状,多为偶然发现甲状腺肿大。甲状腺多为双侧弥漫性轻中度肿大,质韧,不与周围组织粘连。部分患者早期有一过性甲状腺功能亢进的表现,症状较轻,晚期常出现甲状腺功能减退。血清甲状腺自身抗体 TPO-Ab 和 TgAb 明显增加,绝大部分患者甲状腺功能正常,甲状腺功能减退或甲状腺功能亢进者则 T_3、T_4、TSH 发生相应的变化。

(二)甲状腺功能亢进

甲状腺功能亢进患儿除甲状腺弥漫性肿大外,还有甲状腺功能亢进的高代谢综合征表现,如多食善饥、体重下降、心悸、多汗等,常伴有不同程度的突眼。血清 T_3、T_4 明显升高,TSH 下降,甲状腺自身抗体呈轻、中度增高。

五、治疗

无压迫症状的单纯性弥漫性甲状腺肿一般不需处理,只需定期随访,以发现可能存在的潜在异常。对结节性甲状腺肿则需视其性质而定,意外发现的单个冷结节应进行细针穿刺检查。对良性又无压迫症状者不必治疗,若出现以下情况应考虑行甲状腺大部切除术:①巨大甲状腺肿及胸骨后甲状腺肿压迫气管、食管或喉返神经而影响生活和工作者;②结节性甲状腺肿继发甲状腺功能亢进而药物疗效不好者;③结节性甲状腺肿疑有恶变者。以往用较大剂量 L-T_4 治疗的方法现已摒弃不用,因为会引起甲状腺功能亢进症状,甚至使骨矿量下降或产生对心血管不利的作用,而且在停药后会复发。

对有明确病因者,还应针对病因治疗。如对缺碘引起的地方性甲状腺肿患儿,应补充碘制剂。但结节性甲状腺肿补碘要慎重,以免诱发自主性结节发生明显的功能亢进。

碘缺乏是地方性甲状腺肿的最主要原因,在流行地区应尽早采用碘化食盐预防弥漫性甲状腺肿,能较好预防甲状腺发生结节性肿。但结节性甲状腺肿的患儿应避免大剂量补碘,以免诱发碘致甲状腺功能亢进。

第四节 低 血 糖

低血糖是指某些病理或生理原因使血糖低于正常水平。低血糖的诊断标准是血糖在婴儿和儿童 <2.8 mmol/L,足月新生儿 <2.2 mmol/L,当出生婴儿血糖 <2.2 mmol/L 就应开始积极治疗。

正常情况下,血糖的来源和去路保持动态平衡,血糖水平在正常范围内波动,当平衡被破坏时可引起高血糖或低血糖。葡萄糖是脑部的主要能量来源,由于脑细胞储存葡萄糖的能力有限,仅能维持数分钟脑部活动对能量的需求,且不能利用循环中的游离脂肪酸作为能量来源,脑细胞所需要的能量几乎全部直接来自血糖。因此,持续时间过长或反复发作的低血糖可造成不可逆性脑损伤,甚至死亡,年龄越小,脑损伤越重,出现低血糖状态时需要紧急处理。

一、诊断

(一)病史采集要点

1.起病情况

临床症状与血糖下降速度、持续时间长短、个体反应性及基础疾病有关。通常血糖下降速度越快,持续时间越长,原发病越严重,临床症状越明显。

2.主要临床表现

(1)交感神经过度兴奋症状:恶心、呕吐、饥饿感、软弱无力、紧张、焦虑、心悸、出冷汗等。

(2)急性脑功能障碍症状:轻者仅有烦躁不安、焦虑、淡漠,重者出现头痛、视物不清,反应迟钝,语言和思维障碍,定向力丧失,痉挛、癫痫样小发作,偶可偏瘫。新生儿和婴儿低血糖的症状不典型,并且无特异性,常被忽略。

(3)婴儿低血糖可表现为口唇发绀、呼吸困难、呼吸暂停、拒乳,突发的短暂性肌阵挛、衰弱、嗜睡和惊厥,体温常不正常;儿童容易出现行为的异常,如注意力不集中、表情淡漠、贪食等。

(二)体格检查要点

面色苍白、血压偏高、手足震颤,若低血糖严重而持久可出现意识模糊,甚至昏迷,各种反射消失。

(三)门诊资料分析

婴儿和儿童<2.8 mmol/L,足月新生儿<2.2 mmol/L 时说明存在低血糖症。

(四)进一步检查

1.同时测血糖和血胰岛素

当血糖<2.24 mmol/L(40 mg/dL)时正常人血胰岛素应<5 mU/L,而不能>10 mU/L。如果有2次以上血糖低而胰岛素>10 mU/L 即可诊断为高胰岛素血症。

2.血酮体和丙氨酸检测

禁食 8~16 小时出现低血糖症状,血中酮体水平明显增高,并有血丙氨酸降低时应考虑酮症性低血糖。

3.血促肾上腺皮质激素、皮质醇、甲状腺素和生长激素监测

若该检测的水平降低说明相应的激素缺乏。

4.酮体、乳酸、丙酮酸及 pH、尿酮体

除低血糖外还伴有高乳酸血症,血酮体增多,酸中毒时要考虑是否为糖原累积病。

5.腹部 CT

发现胰岛细胞腺瘤有助于诊断。

6.腹部 B 超

发现腺瘤回声图有助于诊断。

二、诊断

(一)诊断要点

有上述低血糖发作的临床表现,应立即检测血糖,婴儿和儿童<2.8 mmol/L,足月新生儿<2.2 mmol/L 时,给予葡萄糖后症状消除即可诊断。

(二)病因鉴别诊断要点

低血糖发作确诊后必须进一步查明病因,然后才能针对病因进行治疗和预防低血糖再发。

1.高胰岛素血症

高胰岛素血症可发生于任何年龄,患者血糖低而胰岛素仍>10 mU/L,可因胰岛 β 细胞增生、胰岛细胞增殖症或胰岛细胞腺瘤所引起。胰岛细胞腺瘤的胰岛素分泌是自主性的,胰岛素呈间断的释放,与血糖浓度无相关关系。胰岛细胞增生是分泌胰岛素的胰岛 β 细胞增生,胰岛细胞增殖症是胰腺管内含有胰岛的4 种细胞,呈分散的单个细胞或是细胞簇存在的腺样组织,为未分化的小胰岛或微腺瘤。腹部 B 超发现腺瘤回声图、腹部 CT 可能发现胰岛细胞腺瘤有助于诊断,确诊需要依靠病理组织检查。

2.酮症性低血糖

酮症性低血糖为最多见的儿童低血糖,多在未进餐或晚餐进食过少,伴有感染或胃肠炎时发病。次日早晨可出现昏迷、惊厥,尿酮体阳性。患儿营养情况较差,不耐饥饿,禁食 12~18 小时就出现低血糖,空腹血丙氨酸降低,注射丙氨酸2 mg/kg 可使血葡萄糖、丙酮酸盐及乳酸盐上升。至 7~8 岁可能因肌肉发育其中所含丙氨酸增多,可供糖异生之用而自然缓解。

3.各种升糖激素缺乏

生长激素、皮质醇不足及甲状腺激素缺乏,均可出现低血糖。由于这些激素有降低周围组织葡萄糖利用,动员脂肪酸和氨基酸以增加肝糖原合成,并有拮抗胰岛素的作用。根据症状和体征临床疑诊升糖激素缺乏者可测定相应的激素,包括生长激素激发试验,血甲状腺激素、促肾上腺皮质激素、皮质醇及胰高血糖素水平检测。

4.糖类代谢障碍

(1)糖原累积病:除低血糖外还有高乳酸血症、血酮体增多和酸中毒。其Ⅰ型、Ⅲ型、Ⅳ型和 O 型均可发生低血糖,以Ⅰ型较为多见。Ⅰ型为葡萄糖-6-磷酸酶缺乏,该酶是糖原分解和糖异生最后一步产生葡萄糖所需的酶,此酶缺乏使葡萄糖的产生减少而发生严重的低血糖。Ⅲ型为脱酶缺乏,使糖原分解产生葡萄糖减少,但糖异生途径正常,因此低血糖症状较轻。Ⅳ型为肝磷酸化酶缺乏,可发生于糖原分解中激活磷酸化酶的任何一步,偶有低血糖发生,肝功能有损害。O 型为糖原合成酶缺乏,肝糖原合成减少,易发生空腹低血糖和酮血症,而餐后有高血糖和尿糖。

(2)糖异生的缺陷:糖异生过程中所需要的许多酶可发生缺陷,如果糖-1,6-二磷酸醛缩酶缺乏时可发生空腹低血糖,以磷酸烯醇式丙酮酸羧化酶缺乏时低血糖最为严重,此酶为糖异生的关键酶,脂肪和氨基酸代谢的中间产物都不能转化成葡萄糖,因而发生空腹低血糖。

(3)半乳糖血症:一种常染色体隐性遗传病,因缺乏 1-磷酸半乳糖尿苷转移酶,使 1-磷酸半乳糖不能转化成 1-磷酸葡萄糖,前者在体内积聚,抑制磷酸葡萄糖变位酶,使糖原分解出现急性阻滞,患儿于食乳后发生低血糖。患儿在食乳制品或人乳后发生低血糖,同时伴有呕吐腹泻、营养差、黄疸、肝大、酸中毒、尿糖及尿蛋白阳性、白内障,给予限制半乳糖饮食后尿糖、尿蛋白转阴,肝脏回缩,轻度白内障可消退,酶学检查有助于确诊。

(4)果糖不耐受症:因缺乏 1-磷酸果糖醛缩酶,1-磷酸果糖不能进一步代谢,在体内积聚。本病主要表现在进食含果糖食物后出现低血糖症状和呕吐。患儿食母乳时无低血糖症状,在添加辅食后由于辅食中含果糖,不能进行代谢,临床出现低血糖、肝大和黄疸等。血中乳酸、酮体和游离脂肪酸增多,甘油三酯降低。

5.氨基酸代谢障碍

因支链氨基酸代谢中 α-酮酸氧化脱羧酶缺乏,亮氨酸、异亮氨酸和缬氨酸的 α-酮酸不能脱羧,以致这些氨基酸及其 α-酮酸在肝内积聚,引起低血糖和重度低丙氨酸血症。临床多有酸中毒、吐泻、尿味异常的症状,可查血、尿氨基酸确诊。

6.脂肪代谢障碍

各种脂肪代谢酶的先天缺乏可引起肉卡尼汀乏或脂肪酸代谢缺陷,使脂肪代谢中间停滞而不能生成酮体,发生低血糖、肝大、肌张力低下、心肌肥大,除低血糖外可合并有酸中毒,血浆卡尼汀水平降低,酮体检查阴性,也可有惊厥。

7.新生儿暂时性低血糖

新生儿尤其早产儿和低出生体重儿低血糖发生率较高,主要原因是糖原贮备不足,体脂储存量少,脂肪分解成游离脂肪酸和酮体均少,因而容易发生低血糖。糖尿病母亲婴儿由于存在高胰岛素血症及胰高血糖素分泌不足,内生葡萄糖产生受抑制而易发生低血糖。

8.糖尿病治疗不当

糖尿病患者因胰岛素应用不当而致低血糖是临床最常见的原因,主要是胰岛素过量,其次与注射胰岛素后未能按时进餐、饮食量减少、剧烈活动等因素有关。

9.其他

严重的和慢性的肝脏病变、小肠吸收障碍等也可引起低血糖。

三、治疗对策

(一)治疗原则

(1)一经确诊低血糖,应立即静脉给予葡萄糖。

(2)针对病因治疗。

(二)治疗计划

1.尽快提高血糖水平

静脉推注 25%(早产儿为 10%)葡萄糖液,每次 1～2 mL/kg,继以 10%葡萄糖液滴注,按 5～8 mg/(kg·min)用输液泵持续滴注,严重者可给 15 mg/(kg·min),注意避免超过 20 mg/(kg·min)或一次静脉推注 25%葡萄糖液 4 mL/kg。一般用 10%葡萄糖液,输糖量应逐渐减慢,直至胰岛素不再释放,防止骤然停止引起胰岛素分泌再诱发低血糖。

2.升糖激素的应用

如输入葡萄糖不能有效维持血糖正常,可用糖皮质激素增加糖异生,如氢化可的松 5 mg/(kg·d),分 3 次静脉注射或口服,或泼尼松 1～2 mg/(kg·d),分 3 次口服。效果不明显时改用胰高血糖素 30 μg/kg,最大量为 1 mg,促进肝糖原分解,延长血糖升高时间。肾上腺素可阻断葡萄糖的摄取,对抗胰岛素,用量为 1∶2 000 的肾上腺素皮下注射,从小量渐增,每次<1 mL。二氮嗪10～15 mg/(kg·d)分3～4次口服,对抑制胰岛素的分泌有效。

3.高胰岛素血症的治疗

(1)糖尿病母亲的婴儿由于存在高胰岛素血症,输入葡萄糖后又刺激胰岛素分泌可致继发性低血糖,因此葡萄糖的输入应维持到高胰岛素血症消失才能停止。

(2)非糖尿病母亲的新生儿、婴儿或儿童的高胰岛素血症应进行病因的鉴别,并按以下步骤进行治疗,静脉输入葡萄糖急救后开始服用糖皮质激素,效果不明显时试用人生长激素每天肌内注射 1 U,或直接改服二氮嗪,连服 5 天。近年报道长效生长抑素治疗能抑制胰岛素的释放和纠正低血糖。药物治疗效果不明显时需剖腹探查,发现胰腺瘤则切除,如无胰腺瘤时切除 85%~90% 的胰腺组织。

4.酮症性低血糖的治疗

酮症性低血糖的治疗以高蛋白、高糖饮食为主,在低血糖不发作的间期应监测尿酮体,如尿酮体阳性,预示数小时后将有低血糖发生,可及时给含糖饮料,防止低血糖的发生。

5.激素缺乏者治疗

激素缺乏者应补充有关激素。

6.糖原代谢病患者的治疗

夜间多次喂哺或胃管连续喂食,后者给予每天食物总热量的 1/3,于 8~12 小时连续缓慢滴入,尚可服用生玉米淀粉液,粉量每次 1.75 g/kg,每 6 小时 1 次,于餐间、睡前及夜间服用,可使病情好转。

7.枫糖尿症患者的治疗

饮食中应限制亮氨酸、异亮氨酸及缬氨酸含量,加服维生素 B_1,遇感染易出现低血糖时予输注葡萄糖。

第七章

小儿免疫系统疾病

第一节 风 湿 热

风湿热是由于 A 组 β 型溶血性链球菌感染后引起的免疫反应性疾病,它的病变是全身性结缔组织的非化脓性炎症,主要侵犯心脏和关节,其他如脑、皮肤、浆膜、血管等均可受累,但以心脏损害最为严重且多见。有时首次发作即可使心脏受损,反复发作可使 2/3 的患儿遗留慢性心脏瓣膜病。发病年龄以 5～15 岁多见,90% 发病年龄在 7 岁以上,以冬春季好发。

目前认为风湿热的发病是由于 A 组 β 型溶血性链球菌感染引起的免疫反应。链球菌细胞成分及其菌外产物具有高度抗原性及特异性。人体感染链球菌后产生特异性抗体。这些抗体和抗原物质在结缔组织内导致退行性病变和溶解。主要病变发生在结缔组织胶原纤维,全身各组织器官均可受累,但以心脏、关节、血管及浆膜等处的改变最为明显。风湿热基本的病理改变为渗出、增生(肉芽肿)、硬化的风湿小体,即阿绍夫小体。小儿风湿热则心脏病变尤为突出,心肌、心肌膜及心包均可受到损害,称为风湿性心肌炎或全心炎,也为小儿风湿热的最重要表现。严重心肌炎可遗留风湿性心瓣膜病。风湿热的发病与上呼吸道链球菌感染、人体免疫反应及环境因素有关。近年来在发达国家中,风湿热的发病率有明显下降,而且病情较轻。

一、临床表现

(一)前驱表现

风湿热在发病前 1～3 周可有咽炎、扁桃体炎、感冒等短期发热或猩红热的病史。症状轻重不一,也可无症状,咽部症状一般常在 4 天左右消失,以后患儿无不适症状,1～3周后开始发病。风湿性关节炎常为急性起病,而心肌炎可呈隐匿性经过。

(二)一般症状

患儿精神不振、疲倦、食欲减退、面色苍白、多汗、鼻出血,有时可有腹痛。发热一般都不高且热型多不规则,少数可见短期高热,大多数为长期持续性低热,持续3～4周。

(三)主要症状

1.关节炎

疼痛呈游走性。主要侵犯的关节有膝关节(75%)、距小腿关节(50%),偶尔累及腕关节、肘关节和脊柱关节、手足小关节,可同时或先后侵犯多个关节。关节局部红、肿、痛、热、活动受限。关节炎随风湿活动消失而消失,关节功能恢复,不留强直或畸形。不典型者仅有关节酸痛。

2.心肌炎

风湿热发病后约50%的患儿3～4周即出现心肌炎、心内膜炎和心包炎,又称全心炎。轻者可无明显症状,仅有心率增快和轻度的心电图变化,严重者可导致心力衰竭。

(1)心肌炎:几乎所有的风湿热患者均有不同程度的心肌炎,可表现为心悸、气短和心前区疼痛,症状变异较大,轻者症状不明显。体征:窦性心动过速,心率与体温不成比例;心脏扩大,心尖冲动弥散、微弱;第一心音低钝,或奔马律;心尖区可听到吹风样收缩期杂音;心电图变化最常见为一度房室传导阻滞、ST段下移和T波平坦或倒置。

(2)心内膜炎:常累及二尖瓣和主动脉瓣,较少累及三尖瓣和肺动脉瓣,其中二尖瓣关闭不全、二尖瓣狭窄、主动脉瓣关闭不全常见,单独三尖瓣关闭不全罕见。从瓣膜炎到器质性瓣膜病一般要经半年以上才能形成。

(3)心包炎:表现为心前区疼痛、呼吸困难或端坐呼吸。早期可于心底部听到心包摩擦音,一般积液量不多;少见心音遥远、肝大、颈静脉怒张和奇脉等大量心包积液的表现。X线检查心搏动减弱或消失,心影向两侧扩大,呈烧瓶状,卧位则心腰部增宽,立位时阴影又变窄。心电图检查早期显示低电压、ST段抬高,以后T段下移和T波平坦或倒置。

3.舞蹈病

舞蹈病多发于5～12岁,表现为四肢不自主、不协调、无目的的运动,兴奋时加重,睡眠时减轻;重者舌和面肌可发生难以自控的运动或语言障碍,肌张力降低,腱反射减弱或消失。舞蹈病常出现在链球菌感染2~6个月后,可不伴其他症状。本症多在2~3个月后自行缓解。

4.皮下结节

皮下结节发生率为1‰~4‰,常伴严重心肌炎。皮下结节呈圆形小结,与皮肤无粘连,能自由活动,多无压痛。直径为2~30 mm,个别大的可达10~20 mm,数目不等,常见于肘、腕、膝、踝等关节伸侧腱鞘附着处,亦好发于头皮或脊椎旁侧。有时呈对称性分布。结节存在数天至数月不等,时消时现,一般经2~4周自然消失。近年来已少见。

5.环形红斑

环形红斑一般在风湿热后期或风湿热复发时出现,常伴有心肌炎。皮肤渗出性病变可引起荨麻疹、紫癜、斑丘疹、多形性红斑、结节性红斑及环形红斑等,其中以环形红斑的诊断意义最大,对风湿热有特征性。环形红斑的发生率约为10%。

6.其他

风湿性肺炎与风湿性胸膜炎、风湿性腹膜炎、风湿性肾炎比较少见。

二、辅助检查

(一)风湿热活动性检查

血常规检查可有轻度贫血,白细胞计数增加及核左移现象。红细胞沉降率加速,但有心力衰竭时则加速不明显。C反应蛋白呈阳性反应,且较红细胞沉降率的加速出现早,消失较慢,一般不受心力衰竭的影响。粘蛋白可见增加。心电图检查示P-R间期持续延长。

(二)抗链球菌的抗体检测

血清抗链球菌溶血素O滴度增加,大多数风湿热患儿>500 U;血清抗链激酶滴度增加,1:40以上为阳性;血清抗透明质酸酶滴度增加,1:2 048以上为阳性。以上三项均阳性者占95%。此外,尚有抗脱氧核糖核酸酶B及抗烟酸胺-腺嘌呤-二核苷酸酶。这些抗体在链球菌感染1周后升高,可维持数月。

(三)其他检查

咽拭子培养有时可培养出A组β型溶血性链球菌,但有些风湿热患者,特别是在抗生素药物治疗后,咽培养可呈阴性。血清蛋白电泳提示清蛋白含量减低,

α-球蛋白及 γ-球蛋白含量增加。免疫球蛋白检查在急性期 IgA 增高。抗心肌抗体测定,55％的风湿性心肌炎患者抗心肌抗体阳性,慢性风湿性心瓣膜病无明显风湿热活动患者,20％～30％可为阳性。链球菌感染后状态亦可呈阳性。有心肌炎者血清天冬氨酸氨基转移酶、肌酸激酶及乳酸脱氢酶可增高。

三、诊断标准

风湿热的诊断主要依靠综合临床表现。由于缺乏特殊诊断方法,目前仍沿用琼斯(Jones)风湿热诊断标准。主要表现包括心肌炎、多发性关节炎、舞蹈病、皮下结节及环形红斑。心肌炎的诊断应具有以下四点之一:①新出现有意义的杂音,如心尖部收缩全期杂音或舒张中期杂音;②心脏增大;③心包炎;④心力衰竭。次要表现包括发热、C 反应蛋白阳性或白细胞计数增多、既往有风湿热史或有风湿性心瓣膜病。

此外,确定风湿有无活动性也是诊断中很重要的一方面。下面三种情况提示风湿活动的持续存在:①体温不正常,体重不增加,运动耐量不恢复;②心律不正常,易有变化,脉搏快速;③红细胞沉降率快,C 反应蛋白不转阴性,抗链球菌抗体滴度不下降或白细胞计数未恢复正常。

四、治疗

治疗原则:①早期诊断,合理治疗,病情进展造成心脏发生不可恢复的改变。②根据病情轻重,选用合理的抗风湿药物使危重患儿避免死亡,一般病变可及时控制症状,减少患儿痛苦。③控制及预防 A 组β型溶血性链球菌感染,防止疾病复发。④风湿热为一反复发作的慢性过程的疾病,在反复及长期用药过程应注意药物的不良反应的发生,故应权衡利弊合理使用。

(一)卧床休息及控制活动量

在急性期如发热、关节肿痛者,应卧床休息至急性症状消失。有心肌炎并发心力衰竭者则应绝对卧床休息,一般无明显心脏受累者休息时间 1 个月左右;有心脏受累需 2～3 个月;心脏扩大伴有心力衰竭者,需 6 个月左右方可逐渐恢复正常活动。

(二)饮食

应给予容易消化,富有蛋白质、糖类及维生素 C 的饮食,宜少量多餐。有充血性心力衰竭者可适当地限制盐及水分。应用肾上腺糖皮质激素的患儿也应适当限制食盐。

（三）控制链球菌感染

应肌内注射青霉素 60 万～120 万单位，每天分 2 次使用，10～14 天。或 1 次肌内注射苄星青霉素 G 120 万单位。若不能应用青霉素时可用红霉素 30 mg/(kg·d)，分 3～4 次口服，服用 10 天。

（四）抗风湿药的应用

风湿热初次发病大多于 9～12 周能自行消退，抗风湿药物只起到抑制炎症反应作用，故疗程宜 9～12 周或更长，视病情轻重而定。

1.阿司匹林

用量 80～100 mg/(kg·d)，每天用量不超过 3 g，少数患儿需增加到 120 mg/(kg·d)，每 6 小时 1 次，分 4 次口服，若效果不显或出现中毒反应，宜监测血清阿司匹林水平，以避免中毒反应。开始剂量用至体温下降，关节症状消失，红细胞沉降率、C 反应蛋白及白细胞计数下降至正常，2 周左右减为原量的 3/4，再用 2 周左右，以后逐渐减量至完全停药。单纯关节炎者用药 4～6 周，有轻度心肌炎者宜用 12 周。注意阿司匹林的毒副作用。

2.泼尼松

用量为 2 mg/(kg·d)，分 3～4 次口服，对于严重心肌炎患者可提高至 100 mg/d，开始用量持续 2～3 周，以后缓慢减量，至 12 周完全停药，或在停泼尼松之前 1 周，加用阿司匹林治疗，继用 6～12 周，时间可视病情而定。注意泼尼松可出现不良反应，为防止出现肾上腺皮质功能不全，停用泼尼松时必须缓慢停止，一般需 3～4 周。

在用肾上腺糖皮质激素及阿司匹林治疗后，停药或减量时常出现反跳现象，但前者较常见，产生反跳的原因尚未明了，可能是风湿性炎症过程尚未结束就过早停药，使风湿热的自然病程又重新出现。反跳现象多在减量或停药 2 周内出现，轻者表现为发热、关节痛、心脏杂音重现，红细胞沉降率增快及 C 反应蛋白阳性，重者可出现心包炎、心脏增大及心力衰竭。轻症者通常于数天内自愈，很少需要用药，重症者需再加用阿司匹林治疗。

（五）舞蹈病的治疗

舞蹈病主要采取对症治疗及支持疗法。居住环境宜安静，加强护理工作，预防外伤，避免环境刺激。轻症可用苯巴比妥、地西泮等镇静剂。水杨酸及肾上腺糖皮质激素疗效不显著。近年报道用氟哌啶醇 1 mg 加同量苯海索，每天 2 次，可较快控制舞蹈动作，并减少氟哌啶醇的不良反应，效果较好。

(六)心力衰竭的治疗

严重心肌炎、心脏扩大者易发生心力衰竭,除用肾上腺糖皮质激素治疗以外,应加用地高辛或静脉注射毛花苷C、毒毛花苷K及速效利尿剂如呋塞米等。

(七)慢性心脏瓣膜病的治疗

除临床上仍表现活动性需给抗风湿药物外,对临床表现无风湿活动者,则治疗时主要考虑以下几个方面。

1.控制活动量

由于瓣膜器质病变引起心脏肥厚扩大及一般心脏代偿功能减退,对这些患儿应注意控制活动量,避免剧烈运动。

2.洋地黄长期治疗

有慢性充血性心力衰竭者长期口服洋地黄,要随时调整剂量,保持有效维持量。

3.手术问题

在心脏瓣膜严重损害时,可做瓣膜成形术或置换术,从而恢复瓣膜的正常功能,可使危重患儿的临床症状显著好转。但由于儿童期存在不断生长发育的问题,可形成置换瓣膜相对狭窄现象,以及转换瓣膜的耐久性、术后抗凝治疗、预防感染等问题,必须严格掌握适应证。一般认为其适应证如下。

(1)替换二尖瓣的适应证:①心功能Ⅲ～Ⅳ级者。②血栓栓塞发生2次以上者。③左房大,有心房纤颤、房壁钙化者。④进展性肺动脉高压,病情逐渐恶化者。

(2)替换主动脉瓣适应证:①主动脉瓣病变导致明显冠状动脉供血不足、晕厥或心力衰竭者。②若患儿各项客观检查指标为阳性,并有心肌缺血症状,虽心功能尚好,也应做手术。

五、预防

初发年龄越小,复发机会越多,本病重点是预防和治疗A组β型溶血性链球菌感染。如有慢性扁桃体炎,于风湿热控制后可摘除扁桃体,但在术前2～3天及术后1～2周需注射青霉素,以防止发生感染性心内膜炎。在拔牙前后也应如此治疗。风湿热患儿用苄星青霉素G 120万单位肌内注射,每月1次,疗程可用至5年。

第二节 过敏性紫癜

过敏性紫癜是一种主要侵犯毛细血管的变态反应性疾病,为血管炎综合征中的最常见类型。临床特点主要为皮肤紫癜、关节肿痛、腹痛、便血和血尿等。

一、病因和发病机制

病因不明,与本病有关的因素是感染(细菌、病毒或寄生虫等)、药物(抗生素、磺胺类、异烟肼、水杨酸类、苯巴比妥钠等)、食物(鱼、虾、蟹、蛋、牛奶等)及其他(花粉吸入、昆虫叮咬、疫苗注射等)。近年研究表明,A 组溶血性链球菌感染是诱发本病的重要因素。机体对这些因素产生不恰当的免疫应答,形成免疫复合物,引起广泛的毛细血管炎,严重时可出现坏死性小动脉炎,血管壁通透性增强导致皮肤、黏膜和内脏器官出血和水肿。

二、病理

基本病理改变为广泛性的无菌性毛细血管和小动脉的炎症反应。血管通透性改变可引起皮下组织、黏膜及内脏水肿和出血。病变主要累及皮肤、肾、关节和胃肠道。

三、临床表现

本病多见于 6 岁以上的儿童与青年,多为急性起病,在起病前 1～3 周常有上呼吸道感染史。首发症状以皮肤紫癜为主,约半数患儿有关节肿痛或腹痛,并伴有低热、食欲缺乏、乏力等全身症状,30%～60%的患儿有肾损害。

(一)皮肤紫癜

病程中反复出现皮肤紫癜为本病特点,多见于下肢和臀部,尤以小腿伸侧较多,对称分布,分批出现,严重者延及上肢和躯干。紫癜大小不等,呈紫红色,高出皮肤,可融合成片,以致出血性坏死,紫癜一般 4～6 周后消退,部分患儿间隔数周或数月后又复发。本病可伴有荨麻疹、多形性红斑和血管神经性水肿。

(二)消化道症状

不少患儿可反复出现阵发性腹痛,常位于脐周或下腹部,可伴恶心、呕吐,部分患儿有便血,偶有肠套叠、肠梗阻或肠穿孔发生,有的腹痛常发生在皮肤紫癜显现以前。这是由于血管炎引起肠壁水肿、出血、坏死或穿孔而产生的肠道症状和并发症。

(三)关节疼痛或肿胀

关节疼痛或肿胀多累及膝、踝、肘等关节,可单发也可多发,呈游走性,有关节积液,但不遗留关节畸形。

(四)肾症状

30％～60％患儿有肾病变,常在病程 1 个月内出现,症状轻重不一。多数患儿出现血尿及管型尿,尿蛋白阳性,伴血压增高和水肿,称为紫癜性肾炎。少数患儿呈肾病综合征表现。有些患儿的血尿、蛋白尿持续数月至数年,大多数都能完全恢复。约 6％患儿发展为慢性肾炎。

(五)其他

偶可出现颅内出血并导致惊厥、昏迷、瘫痪、失语等严重症状。少数患儿还可出现鼻出血、牙龈出血、咯血等出血表现。

四、实验室检查

(一)血液检查

约半数患儿的毛细血管脆性试验阳性;白细胞计数正常或轻度增高、中性和嗜酸粒细胞计数增高;血小板计数、出血和凝血时间、血块退缩试验和骨髓检查均正常;血清 IgA 浓度增高。

(二)尿液检查

与肾小球肾炎检查结果相类似。

(三)粪便隐血试验

可呈阳性反应。

五、诊断及鉴别诊断

根据典型的皮肤症状及实验室检查结果,即可诊断该病。如果皮肤症状轻微或皮疹未发作前,患儿已经有剧烈腹痛、多发性关节疼痛或水肿、高血压、血尿等症状,则需与特发性血小板减少性紫癜、外科急腹症、风湿性关节炎及急性肾炎等疾病鉴别。

六、治疗

本症无特效疗法。

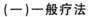

（一）一般疗法

急性发作期需卧床休息；尽可能寻找并避免接触变应原；积极治疗感染；腹痛发作时用解痉剂缓解病情。

（二）糖皮质激素与免疫抑制剂

急性发作症状明显时，使用泼尼松可改善腹痛和关节症状，但不能减轻皮肤紫癜或减少肾损害的发生率，也不能防止复发。药物剂量每天 1～2 mg/kg，分次口服，症状缓解后即可停药，疗程多在 10 天以内。严重病例可静脉滴注皮质类固醇制剂。若并发肾炎且经激素治疗无效者，可试用环磷酰胺治疗。

（三）止血、脱敏处理

卡巴克洛可增加毛细血管对损伤的抵抗力，加用维生素 C 以改善血管脆性。消化道出血者应限制饮食或禁食，可静脉滴注西咪替丁，剂量为每天 20～40 mg/kg。出血过多导致贫血者予以输血。发生荨麻疹或血管神经性水肿时，应用抗组胺药物或静脉滴注钙剂有助于脱敏。

（四）抗凝治疗

为防止血小板和血栓形成，应用阿司匹林每天 3～5 mg/kg，每天 1 次；或双嘧达莫每天 3～5 mg/kg，分次服用。

（五）其他

应用钙通道阻滞剂，如硝苯地平每天 0.5～1.0 mg/kg，分次服用；或吲哚美辛每天 2～3 mg/kg，分次服用，均利于血管炎的恢复。

七、病程和预后

绝大部分患儿预后良好。轻症患儿一般 7～10 天痊愈，重症患儿的病程则可长达数周至数月，也可反复发作持续 1 年以上。

第三节　川　崎　病

川崎病又称皮肤黏膜淋巴结综合征，是一种以急性、自限性全身广泛的中小血管炎为特点的自身免疫性疾病，其临床特点为发热伴皮疹，指、趾红肿和皮肤脱屑,口腔黏膜和眼结膜充血及颈淋巴结肿大,其最严重表现是冠状动脉损害,它是儿童后天性心脏病的主要病因之一。本病于 1967 年由日本川崎富作首次报告,目前世界各国均有发病,以亚裔人发病率为高。发病年龄以 5 岁以内的幼童,尤其以婴幼儿为主,男孩多见,四季均可发病。

一、病因

病因不明,流行病学资料支持其病因可能为感染所致,曾提出溶血性链球菌、葡萄球菌、支原体和病毒(尤其是反转录病毒)感染为其病因,但反复进行病原学检查均未能证实该论点。

二、临床表现

(一)主要表现

1.发热

常为不规则热或弛张热,可高达 40 ℃以上,一般持续 1～3 周。高热时可有烦躁不安或嗜睡表现。

2.球结膜充血

球结膜充血症状多于起病 3～4 天后出现,双眼球结膜血管充血明显,退热时症状消散,无脓性分泌物。

3.唇及口腔表现

唇充血皲裂,舌乳头突起、充血似杨梅舌。口腔及咽黏膜弥漫性充血,呈鲜牛肉色。

4.多形性红斑或猩红热样皮疹

多形性红斑或猩红热样皮疹表现以躯干最多,常在第 1 周出现,偶有痛痒,不发生疱疹或结痂。肛周皮肤出现发红、脱皮现象。有的患儿在原卡介苗接种处重新出现红斑、疱疹或结痂。

5.手足症状

急性期发生手足硬性水肿和掌跖红斑,恢复期在指趾末端沿指趾甲与皮肤交界处出现膜样脱皮,这一症状为本病较特征性的表现。指、趾甲有横沟。

6.颈淋巴结肿大

单侧或双侧颈淋巴结肿大,坚硬有触痛,表面不红,无化脓表现。病初出现,热退时消散。有时亦伴枕后、耳后淋巴结肿大症状。

(二)心脏表现

患儿于疾病的 1～6 周可出现心肌炎、心包炎、心内膜炎、心律失常的症状。

心电图检查可示低电压、P-R 或 Q-T 间期延长、ST-T 改变等;伴冠状动脉病变者,可呈心肌缺血甚至心肌梗死改变。冠状动脉造影或二维超声心动图可发现 30%～50%病例伴冠状动脉扩张,其中 15%～20%发展为冠状动脉瘤,多侵犯左冠状动脉。冠状动脉损害多发生于病程 2～4 周,但也可见于疾病恢复期。心肌梗死和冠状动脉瘤破裂可致心源性休克甚至猝死。

(三)其他

患儿可有间质性肺炎、无菌性脑膜炎、消化系统症状(腹痛、呕吐、腹泻、麻痹性肠梗阻、肝大、黄疸等)、关节肿痛和视力障碍等。

三、辅助检查

(一)血液学检查

血白细胞计数增高,以中性粒细胞为主,伴核左移。轻度贫血,血小板早期正常,第 2～3 周增多。红细胞沉降率增快,C 反应蛋白、丙氨酸转氨酶和谷草转氨酶含量升高。

(二)免疫学检查

血清 IgG、IgM、IgA、IgE 和血液循环免疫复合物升高。Th2 类细胞因子,如 IL-6 明显增高。血清总补体和 C_3 正常或增高。

(三)心电图

早期示窦性心动过速与非特异性 ST-T 变化;心包炎时可有广泛 ST 段抬高和低电压;心肌梗死时相应导联有 ST 段明显抬高,T 波倒置及异常 Q 波。

(四)X 线胸部平片

X 线胸部平片可示肺部纹理增多、模糊或有片状阴影,心影可扩大。

(五)超声心动图

急性期可见心包积液,左室内径增大,二尖瓣、主动脉瓣或三尖瓣反流;可有冠状动脉异常,如冠状动脉扩张(直径>3 mm,≤4 mm 为轻度;4～7 mm 为中度)、冠状动脉瘤(≥8 mm)和冠状动脉狭窄。

(六)冠状动脉造影

超声波检查有多发性冠状动脉瘤或心电图有心肌缺血表现者,应进行冠状动脉造影,以观察冠状动脉病变程度,进行指导治疗。

四、诊断及鉴别诊断

(一)诊断标准

发热 5 天以上,伴下列 5 项临床表现中 4 项者,在排除其他疾病后,即可诊断为川崎病。

(1)四肢变化:急性期掌跖红斑、手足硬性水肿,恢复期指趾端膜状脱皮。

(2)多形性红斑。

(3)眼结膜充血。

(4)口唇充血皲裂,口腔黏膜弥漫充血,舌乳头呈杨梅舌。

(5)颈部淋巴结肿大。

如上述 5 项临床表现中不足 4 项,但超声心动图有冠状动脉损害,也可确诊为川崎病。

(二)鉴别诊断

本病需与感染性疾病如猩红热、败血症、化脓性淋巴结炎及其他免疫性疾病相鉴别,如幼年特发性关节炎、系统性红斑狼疮、渗出性多形性红斑等。

五、治疗

(一)阿司匹林

剂量为每天 30～50 mg/kg,分 2～3 次服用,退热后 3 天逐渐减量,2 周左右减至每天 3～5 mg/kg,维持 6～8 周。如有冠状动脉病变时,应延长用药时间,直至冠状动脉恢复正常。

(二)静脉注射丙种球蛋白(intravenous immunoglobulin G,IVIG)

早期(发病 10 天内)静脉注射丙种球蛋白剂量为每天 400 mg/kg,共 5 天,可减少冠状动脉病变发生率,缩短发热时间;或 1～2 g/kg,一次大剂量滴入的效果更好。应同时合并应用阿司匹林,剂量和疗程同上。部分患儿对 IVIG 效果不好,可重复使用 1～2 次。

(三)肾上腺皮质激素

因可促进血栓形成,易发生冠状动脉瘤和影响冠脉病变修复,故不宜单独应用。IVIG 治疗无效的患儿可考虑使用糖皮质激素,亦可与阿司匹林和双嘧达莫合并应用。剂量为泼尼松每天 1～2 mg/kg,清晨顿服,用药 2～4 周。

(四)其他治疗

1.抗血小板聚集

除应用阿司匹林外,加用双嘧达莫,剂量为每天 3~5 mg/kg。

2.对症治疗

根据病情给予对症及支持治疗,如补充液体、保护肝脏、控制心力衰竭、纠正心律失常等措施,有心肌梗死时应及时进行溶栓治疗。

3.心脏手术

严重冠状动脉病变宜行外科手术,如冠状动脉搭桥术等。

六、预后

本病是自限性疾病,多数预后良好,1%~2%的病例可有 1 次或多次复发。有冠状动脉病变者,多数于 1 年内超声心动图恢复正常,但 1%~2%的患者可死于心肌梗死或动脉瘤破裂,个别病例在临床症状消失数年后猝死。无冠状动脉病变患儿于出院后 1 个月、3 个月、半年及 1 年进行一次全面检查(包括体检、ECG 和超声心动图等)。

第四节　幼年特发性关节炎

幼年特发性关节炎是由于某种感染及环境因素影响,使有遗传易感性的个体发生自身免疫反应而导致的全身结缔组织疾病。本病主要表现为发热及关节肿痛,常伴皮疹、肝脾淋巴结肿大,若反复发作可致关节畸形。年龄越小,全身症状越重,年长的患儿以关节受累为主。

一、病因及分类

(一)病因

此病病因至今尚未完全清楚。在发病机制上一般认为与免疫、感染及遗传有关,属于第Ⅲ型变态反应造成的结缔组织损伤。可能由于微生物(细菌、支原体、病毒等)感染持续刺激机体产生免疫球蛋白,血清 IgA、IgM、IgG 增高。部分患儿抗核抗体滴度升高。患者血清中存在类风湿因子,它是一种巨球蛋白,即沉淀系数为 19S 的 IgM,能与变性的 IgG 相互反应,形成免疫复合物,沉积于关节滑膜或血管壁,通过补体系统的激活和粒细胞、大单核细胞溶酶体的释放,引起组织损伤。患者血清及关节滑膜中补体水平下降,IgM、IgG及免疫复合物增高,提示本病为免疫复合物疾病。

另外,本病尚有细胞免疫平衡失调。外周血中单个核细胞中B淋巴细胞计数增多;白细胞介素IL-1增多,而IL-2减少,也参与发病机制。近年来发现不少关节炎型患儿中与组织相容性抗原HLAB27相关,认为染色体基因遗传有一定作用。

(二)分类

根据本病临床表现分为三型。

1.全身型

全身型又称Still病,可发生于任何年龄,发病高峰在5～10岁,无明显性别差异。

2.多关节型

多关节型又分为类风湿因子(RF)阴性多关节型(多关节Ⅰ型)与类风湿因子(RF)阳性多关节型(多关节Ⅱ型)。

3.少关节型

根据发病年龄、性别、抗核抗体(ANA)、临床表现分为少关节Ⅰ型与少关节Ⅱ型,少关节Ⅱ型可为幼年强直性脊柱炎早期表现。

二、诊断

(1)起病年龄不超过16岁。

(2)有一个或多个关节炎。关节炎表现:①关节肿胀或关节腔积液。②具有2项或2项以上以下症状:A.活动受限;B.活动时疼痛或关节触痛;C.关节局部发热。

(3)关节炎症持续超过6周。具有上述第A～C项,排除其他结缔组织病及症状相似的疾病,可诊断为幼年特发性关节炎。

三、鉴别诊断

(一)化脓性关节炎

化脓性关节炎常为败血症的迁延病灶。单个关节发炎,局部红、肿、热、痛症状明显,且伴全身中毒症状,白细胞总数及中性粒细胞计数高,关节腔液做细菌涂片或培养可资鉴别。

(二)系统性红斑狼疮

虽有发热和关节炎症状,大小关节均可受累,但不发生关节畸形。有典型的面部蝶形红斑及其他系统受累,尤其是肾脏受累概率高,抗核抗体、抗 ENA 及抗 ds-DNA 抗体等检查可资鉴别。

(三)风湿热

风湿热以游走性大关节受累症状为主,呈非对称性,无晨僵,X 线检查不见髓质损害,不累及指(趾)、脊柱和颞颌等处小关节,常伴有心肌和心瓣膜炎体征,发病前有链球菌感染史,血清抗链球菌溶血素 O 滴度增高。

四、治疗

(一)一般治疗

应尽早采取综合疗法。急性发作期宜卧床休息,必要时加用夹板或支架固定炎症关节,以减少肌肉挛缩,防止关节变形。

(二)药物治疗

主要应用非甾体抗炎药,具体如下。

1.阿司匹林

剂量为每天 80 mg/kg,但对年长儿及体重较大的患儿,每天总量不超过 3.6 g。待病情缓解后逐渐减量,以最低有效量长期维持,可持续数年。治疗过程中应注意有无阿司匹林的毒性反应,如胃肠道刺激症状、耳鸣、出汗、易激惹和换气过度等,严重者可出现呼吸性碱中毒和代谢性酸中毒。

2.萘普生

剂量为每天 15～20 mg/kg,分 2 次使用。

3.布洛芬

每天剂量为 30～40 mg/kg,分 4 次口服。对全身型患儿需要选用较大剂量,每天 40 mg/kg 才能控制发热。布洛芬对幼年特发性关节炎安全有效,小儿易耐受。

4.双氯芬酸

剂量为每天 0.5～3.0 mg/kg,分 3～4 次口服。

5.吲哚美辛

每天剂量为 1～3 mg/kg,分 3～4 次口服。对全身型控制发热有效。但不良反应较大,小儿不宜长期使用。

（三）缓解病情

抗风湿药物作用缓慢，常需数周至数月方能见效，且毒性较大，故适用于长期病情未能得到控制、已有关节骨质疏松破坏的患儿。

柳氮磺吡啶：每天剂量为 50 mg/kg，最大量不超过每天 2 g。开始时为避免变态反应宜从小剂量（每天 10 mg/kg）起始，在 1～2 周内加至足量。不良反应包括头痛、皮疹、恶心、呕吐、红细胞溶解以及抑制骨髓等。用药过程中应定期检查血常规。

五、预后评估

幼年特发性关节炎是一种自身的免疫性疾病，病程长而迁延数年。在此期间，急性发作期与缓解期交替出现，成年后有 60％ 的幼年特发性关节炎疾病可自行缓解。一些患有少关节型关节炎的年轻女孩预后较好，对于多关节型患儿，尤其是发病年龄较大的女孩或全身型多关节受累者，如果血清类风湿性因子阳性，则预后较差。也有一部分少关节型患儿发展到多关节侵犯，同时伴有破坏性关节炎，造成严重的关节畸形，活动障碍。

参考文献

[1] 戚晓红.实用儿科疾病诊治[M].上海:上海交通大学出版社,2020.

[2] 邹国涛.儿科常见疾病临床诊疗实践[M].北京:中国纺织出版社,2022.

[3] 马晓花.实用临床儿科疾病诊疗学[M].长春:吉林科学技术出版社,2022.

[4] 冯仕品.儿科常见病诊断与治疗[M].济南:山东大学出版社,2021.

[5] 高玉梅,徐莎莎,焦东立,等.实用临床儿科常见病诊治精要[M].哈尔滨:黑龙江科学技术出版社,2021.

[6] 孙荣荣.临床儿科诊疗进展[M].青岛:中国海洋大学出版社,2019.

[7] 赵小然,代冰,陈继昌.儿科常见疾病临床处置[M].北京:中国纺织出版社,2021

[8] 吴超.现代临床儿科疾病诊疗学[M].开封:河南大学出版社,2021.

[9] 王健.新编临床儿科诊疗精粹[M].上海:上海交通大学出版社,2020.

[10] 李斌.儿科疾病临床诊疗实践[M].开封:河南大学出版社,2020.

[11] 索有梅.儿科疾病诊断治疗与新生儿诊疗应用[M].武汉:湖北科学技术出版社,2018.

[12] 于吉聪.临床儿科诊疗进展[M].哈尔滨:黑龙江科学技术出版社,2020.

[13] 单既利,王广军,肖芳,等.实用儿科诊疗护理[M].青岛:中国海洋大学出版社,2019.

[14] 张淼.儿科疾病治疗与保健[M].南昌:江西科学技术出版社,2020.

[15] 李倩.临床儿科常见病诊疗精要[M].北京:中国纺织出版社,2020.

[16] 蒙来成.循证儿科重症医学[M].广州:中山大学出版社,2020.

[17] 温杨.儿科常见感染性疾病循证释疑[M].成都:四川大学出版社,2021.

[18] 高玉.临床儿科疾病诊治[M].北京:科学技术文献出版社,2019.

[19] 赵静.现代儿科疾病治疗与预防[M].开封:河南大学出版社,2020.

[20] 郝菊美.现代儿科疾病诊疗[M].沈阳:沈阳出版社,2020.

[21] 董善武.现代儿科诊疗实践[M].北京:科学技术文献出版社,2018.

[22] 宁君.儿科疾病诊断与治疗策略[M].北京:科学技术文献出版社,2020.

[23] 牟丽萍.儿科常见病诊断与治疗[M].北京:科学出版社,2020.

[24] 季坚卫.当代儿科诊疗研究[M].南昌:江西科学技术出版社,2018.

[25] 凌春雨.儿科疾病应用与进展[M].天津:天津科学技术出版社,2020.

[26] 王永清.儿科基本诊疗备要[M].苏州:苏州大学出版社,2022.

[27] 孙广斐.临床儿科疾病诊断与治疗[M].沈阳:沈阳出版社,2020.

[28] 周春清.儿科疾病救治与保健[M].南昌:江西科学技术出版社,2020.

[29] 李明合,覃秀香,饶春艳.儿童保健学[M].北京:中国协和医科大学出版社,2020.

[30] 周嘉云.实用儿科疾病诊断与治疗[M].北京:科学出版社,2020.

[31] 曹娜.儿科常见疾病诊断与治疗[M].北京:科学技术文献出版社,2018.

[32] 杜爱华.儿科诊疗技术与临床实践[M].北京:科学技术文献出版社,2020.

[33] 任为.临床儿科诊疗与儿童保健[M].上海:上海交通大学出版社,2018.

[34] 王亚林.儿科疾病诊治新进展[M].天津:天津科学技术出版社,2020.

[35] 王翠霞.儿科常见病诊疗常规[M].天津:天津科学技术出版社,2020.

[36] 教野.小儿肺炎合并心衰急诊治疗的临床观察[J].中国现代药物应用,2022,16(4):4-6.

[37] 郭晋熙,杨凯华,杨昕,等.MRI技术在儿童病毒性脑炎患儿的特征表现及应用价值[J].影像研究与医学应用,2021,5(22):133-134.

[38] 王雷.西替利嗪联合布地奈德治疗小儿支气管哮喘的效果分析[J].中国社区医师,2022,38(33):55-57.

[39] 张桓恺.腹腔镜微创手术治疗小儿阑尾炎的效果观察[J].航空航天医学杂志,2022,33(3):288-290.

[40] 吕品.不同时限视频脑电图在小儿癫痫中的诊断价值[J].中国现代药物应用,2022,16(16):98-100.